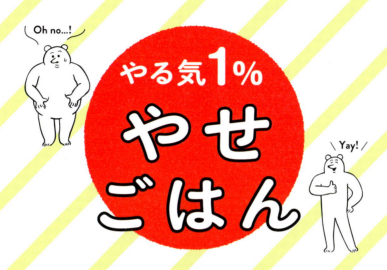

やる気1％ やせごはん

食べても勝手にやせる
低カロリー満腹レシピ500

まるみキッチン

KADOKAWA

ガッツリ食べても やせるごはん！

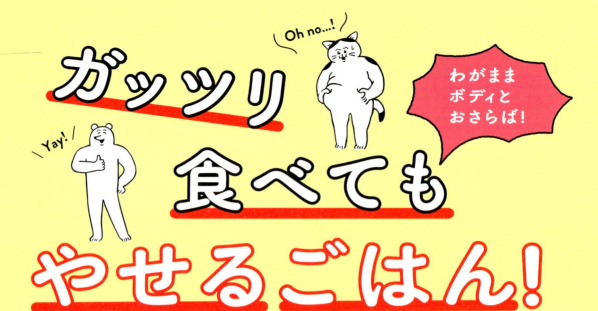

わがままボディとおさらば！

僕も食べてやせました！
－20kg

Before **100kg** — スイーツ&ジャンクフード大好きな頃…

After **80kg** — 自炊のおかげで減量成功！

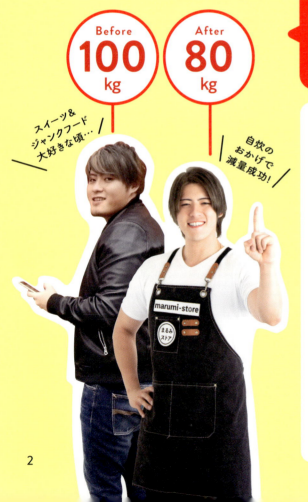

4年前は**体重100kg超え**のわがままボディでした。
ハイカロリーでジャンクなものや、スイーツが大好物！
好きなものを好きなだけ食べていたら、ぶくぶくと巨漢体型に……。
このままじゃダメだ！と思い、ダイエットを決意。
食べることが大好きなので、食事制限はせず、**「カロリー減」**、**「たんぱく質＋野菜をとる」**を意識。
筋トレなどで軽い運動をしつつ、いつも通り食べて、
マイナス20kgのダイエットに成功！
この経験を生かし、ガッツリ食べごたえがあって物足りなくない、
低カロリーなのに満腹になれるメニューを考案しました。

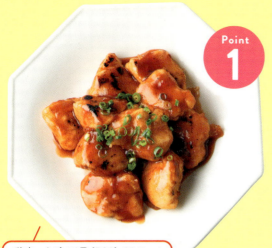

鶏肉のえびチリ風（P22）224kcal

Point 1 低カロリーで満腹！
1品ほぼ500kcal以内！

ダイエット食と聞くと、薄味で物足りないイメージもあると思いますが、食材選びや調理を工夫すれば、いつもと変わらない満足感が味わえます。この本のレシピはすべて低カロリーなので、気にせず、ガッツリ食べてもOK。

Point 2 たんぱく質＋野菜で
太らない体を目指す！

基礎代謝を上げると何もしなくてもエネルギーを消費し、太りにくい体に。この本では代謝を上げるために、肉や魚、卵、大豆製品などのたんぱく質や、野菜がたくさんとれる料理を中心に集めました。

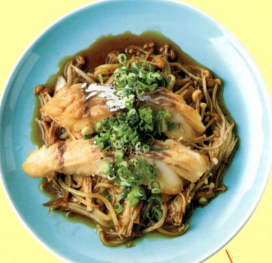

ワンパンでタラの酒蒸し（P31）86kcal

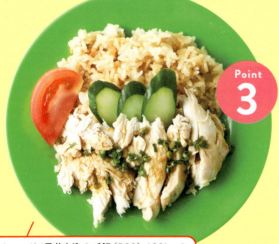

カオマンガイ風炊き込みご飯（P28）422kcal

Point 3 ズボラでもやせる！
調理は超簡単！

ダイエットのためとはいえ、自炊をするのは面倒……。そんなズボラな方や料理が苦手な方でも、無理なく続けられるように、食材や手間を最小限にした究極の簡単レシピです。

調味料・食材選び でカロリーオフ

いつもの調味料をカロリーオフのものに替えるだけで、ぐっとヘルシーに。
食材はたんぱく質が豊富なものや、ビタミンB群がとれる野菜を積極的に選んで。

カロリーオフの調味料

レシピで使用した主な調味料を紹介します。

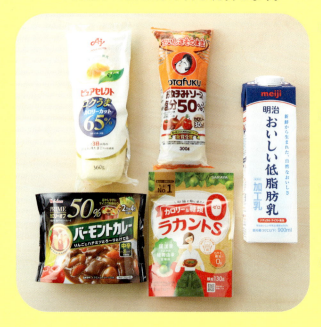

ラカント
カロリーゼロの植物由来甘味料。甘さは砂糖と変わらないため、いつもの砂糖をそのまま置き換えるだけでOK。本書は「ラカントS顆粒」を使用。

マヨネーズ
しっかりコクはキープしたままカロリーを抑えたカロリーハーフタイプをチョイス。本書は「ピュアセレクト®コクうま®65%カロリーカット」を使用。

ソース
ついたくさんかけてしまうソースも、カロリーオフを選べば気兼ねなく使える。本書は「お好みソース塩分50%オフ カロリー30%オフ」を使用。

カレールウ
カロリーと脂質を半分に抑えた「プライムバーモントカレー中辛」を使用。粉末タイプで溶かしやすい。

低脂肪牛乳
牛乳はカロリーや脂質が少ない低脂肪タイプを選んで。カルシウムなどの栄養成分は普通の牛乳とほぼ同じ。

代謝を上げるたんぱく質

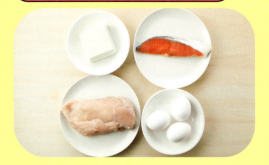

たんぱく質は筋肉や肌などをつくる材料。しっかりとることで体温や代謝が上がり、自然とやせやすい体質に。たんぱく質は主に肉や魚、大豆製品、卵から摂取することができます。

代謝を助ける野菜やきのこ

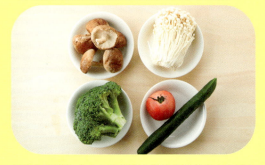

緑黄色野菜やきのこは代謝を助ける働きをするビタミンB群が豊富で、たんぱく質と一緒に食べるとより効果的。さらにきのこは腸内環境を整える食物繊維も多く、きゅうりはむくみ解消にもおすすめ。

主食は低糖質素材でヘルシーに

ご飯や麺は糖質が多く、食べすぎると肥満の原因になってしまいます。
主食にも低糖質の素材がいろいろあるので、ぜひ活用してみてください。

ご飯・パン 毎日食べるものだから積み重ねが大切です。

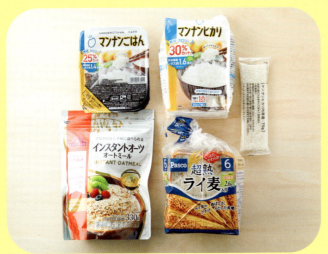

「マンナンヒカリ」「マンナンごはん」
白米に混ぜて炊くこんにゃく生まれの米粒状加工食品「マンナンヒカリ」と、レンチンで食べられるマンナンヒカリが入ったパックご飯「マンナンごはん」。普通のご飯と変わらない食べごたえで、カロリーや糖質をカット、プラスαで食物繊維もとれる。

オートミール
オーツ麦を食べやすく加工したもの。植物性たんぱく質、カルシウム、食物繊維、ビタミンなどの栄養が豊富。腹持ちがよくて主食になる。水を加えるとふくらみ、1食分の使用量を少なくできるのでカロリーや糖質を抑えられる。本書はそのままでも食べられるインスタントオーツを使用。

ライ麦パン
代謝を助けるビタミンBや、腸内環境を整える食物繊維、不足しがちな鉄分などがとれる。噛みごたえがあり、満腹感を感じやすいので食べすぎを抑える効果も。

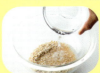

オートミールは水を加えて熱を通すと米化する。種類によって調理方法が変わり、本書は主にレンジで加熱。

麺 扱いやすく、調理もラクちんです。

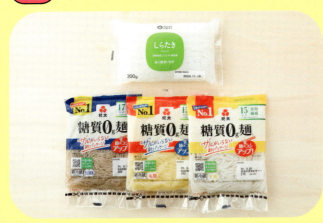

低糖質麺
本書はゆでずにそのまま食べられる「糖質0g麺®」を使用。おからパウダーとこんにゃく粉で作られ、1袋15kcal(そば麺タイプは17kcal)、糖質量は0gで食物繊維が豊富。本書は「平麺タイプ」をうどん風に、「丸麺タイプ」を中華麺風に使用。「そば風麺タイプ」はお好みでゆでそば代わりに使って。

白滝
100gあたり5〜7kcal、糖質0.1gと低カロリー・低糖質で食物繊維やカルシウムもとれる。喉ごしがよく、満腹感も得られるので麺の代わりに◎。アク抜き不要のものを選んで。

調理を工夫して カロリーダウン

炒め油を使わない

油は高カロリーなので、炒めるときの油を極力省くことでカロリーが減らせます。

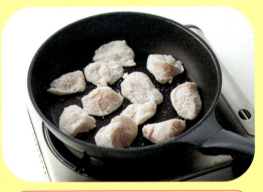

フッ素樹脂加工のフライパンを使う

焦げつきにくい加工が施されているので油なしで調理できます。焼き色をつけたいときは少量の油を入れることも。

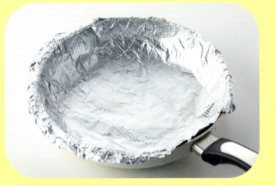

フライパン用ホイルを敷く

表面にシリコン加工がしてあり、フライパンに敷くと油なしでもくっつかず、焦げつかずに調理できます。

調理法を変えてオイルカット

炒めたり焼いたりする料理はレンジで、揚げ物はトースターで加熱すれば、油が不要に。

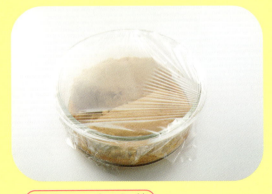

電子レンジで加熱

ハンバーグや炒め物風のおかずはレンジで調理します。カロリーも抑えられて時短にもなり、一石二鳥です。

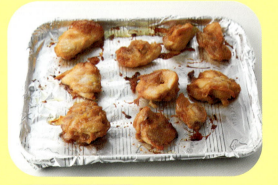

トースターで焼く

から揚げやフライドポテトなどもトースターでカリッとおいしく作れます。ヘルシーな上に面倒な油の処理もなく手軽。

調理を工夫すれば満足感はキープしたまま、ヘルシーに仕上がります。
カロリーを抑えるためには、まず油の使用を控えることが重要です。

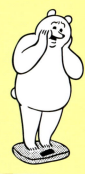

肉料理は**ヘルシーな素材**で

脂身が少ない肉を中心に選び、肉の代替になる素材も上手に取り入れて。

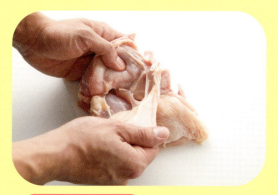

鶏肉の皮は取る

肉の中でも鶏肉は脂身が少なくダイエットの強い味方。使うときは皮を取り除くと、カロリーや脂質を大幅にカットできます。

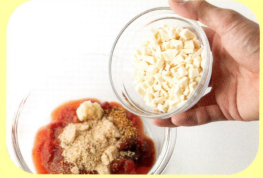

高野豆腐を使う

低カロリーでたんぱく質が豊富な高野豆腐は、弾力があって腹持ちがよく、肉の代わりにおすすめ。細かく刻めばひき肉風に。

野菜やきのこでかさ増し

ヘルシーにボリュームを出したいときは、野菜やきのこをたっぷり加えます。

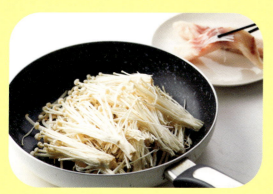

きのこで

きのこはお腹にたまり、満腹になりやすい不溶性食物繊維が含まれています。魚と一緒に蒸してかさ増しに。

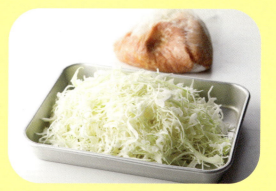

せん切りキャベツで

きのこと同様に不溶性食物繊維を含むキャベツ。肉だねに加えれば、肉の量が少なくても満足感はキープ。

栄養バランス満点の献立

ダイエットのときは、つい栄養が偏りがちに……。無理なく健康的にやせるため、1品だけ食べるのではなく、献立形式で栄養バランスのよい食事を意識しましょう。

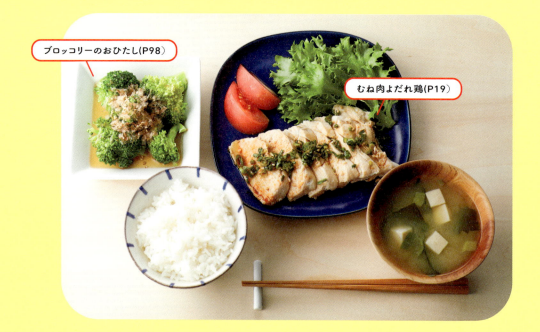

理想の献立

ご飯と味噌汁に、たんぱく質がとれる肉や魚介などのおかずを1品、代謝を助ける野菜のおかずを1品組み合わせると、自然と栄養バランスのよい献立になります。

たんぱく質 PART 02〜04 ＋ 野菜 PART 05 ＋ ご飯 ＋ 汁もの

忙しいときは

時間がなくてぱぱっと済ませたいときは、ヘルシーなご飯ものや麺類、スープや鍋のレシピを活用してください。汁ものやご飯をつけるだけでも十分、満足できます。

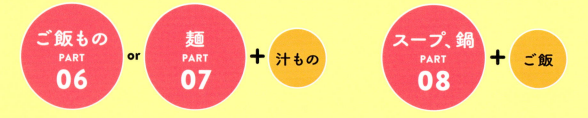

本書の使い方

レシピの栄養価

レシピにカロリー、たんぱく質量、糖質量（糖アルコールは除く）を入れているので参考にしてください。付け合わせや好みで入れるトッピングは計算外です。基本は1人分あたりの計算ですが、作りやすい分量のときは全量の数値です。

カロリー 223kcal／たんぱく質 29.8g／糖質 1.5g

カロリー

ダイエット中のカロリー摂取は、下記を目安に。

1日の摂取カロリー目標
- 成人男性：2000kcal
- 成人女性：1500kcal

※厚生労働省の健康維持を目的とした推奨よりも低めの設定です。目標数値は身長や体重、年齢、活動量などで個人差があるため、あくまでも参考程度に。

たんぱく質
1日の摂取量は体重1kgあたり1.6〜2gを目安に算出してみてください。1回の食事でまとめてとるより、1食ごとにとった方が効率よく吸収できます。

糖質
ダイエット中の目安は1日130g以下が推奨されていますが、糖質を制限しすぎると便秘や肌荒れなど健康的なリスクもあるので適度に摂取しましょう。

アイコン

レシピに出てくる調理法をアイコンで表記しています。

- **レンジ**：特に指定がない場合、W数はすべて600Wで作っています。※メーカーや機種により誤差が出る場合があるので、状態を見ながら調整してください。
- **フライパン**：フッ素樹脂加工のフライパンを使用。
- **トースター**：W数は1000Wで作っています。
- **炊飯器**：圧力釜式ではなく、マイコンタイプの5.5合炊きを使用。調理機能つきを推奨
- **鍋**：ゆでる、煮る調理のときに。

レシピについて

- 大1（大さじ1）＝15ml、小1（小さじ1）＝5mlです。卵はLサイズを使用。
- ツナ缶は水煮缶を、こんにゃくや白滝はアク抜き不要のものを使用。
- 野菜を洗う、皮をむく、きのこの石づきを取るなどの工程は基本的に省いています。
- 記載がなければ、基本的に火加減は中火です。ご家庭のコンロにより火力が異なるので調整してください。
- 付け合わせなどレシピに記載していないものは好みでご使用ください。
- レンジ加熱の際のラップはふわっと軽くかけてください。加熱時のラップの有無は作り方に入れていますが、連続で加熱する場合は1回目のみに入れ、2回目以降は「再び〜分チン」と省略している場合もあります。

調味料

- 醤油…濃口醤油を使用。
- みりん…本みりんを使用。
- 酒…手頃な料理酒でOK。
- 麺つゆ…2倍濃縮を使用。
- 味噌…だし入りを使用（好みのものでOK）。
- 鶏ガラの素…顆粒タイプを使用。
- 顆粒だし…和風の粉末だしを使用。
- マヨネーズ、お好みソース、カレールウ、牛乳…カロリーオフのものを使用（P4）。
- ソース…記載がなければ中濃ソースを使用。
- バター…有塩を使用（無塩でもOK）。
- 豆乳…指定がなければ調整、無調整どちらでもOK。
- 塩こしょう…味付塩こしょうを使用。

省略用語

レシピに出てくる用語をいくつか省略しています。以下を参考にしてください。

- 耐熱容器 → 容器
- 電子レンジで加熱する → ○分チン
- 大さじ・小さじ → 大・小
- マヨネーズ → マヨ
- ポン酢じょうゆ → ポン酢
- サラダ油 → 油
- ポリ袋 → 袋

contents

- ガッツリ食べてもやせるごはん！ ── 2
- 調味料・食材選びでカロリーオフ ── 4
- 主食は低糖質素材でヘルシーに ── 5
- 調理を工夫してカロリーダウン ── 6
- 栄養バランス満点の献立 ── 8
- 本書の使い方 ── 9

PART 01
人気のやせメシ

- No.001　ふわふわ和風ハンバーグ ── 16
- No.002　揚げずにから揚げ ── 18
- No.003　むね肉よだれ鶏 ── 19
- No.004　炊飯器で筑前煮 ── 20
- No.005　鶏肉のえびチリ風 ── 22
- No.006　むね肉でタンドリーチキン ── 23
- No.007　減量キーマ風カレー ── 24
- No.008　高野豆腐でミートソース ── 26
- No.009　豆腐とチーズでふわふわオムレツ ── 27
- No.010　カオマンガイ風炊き込みご飯 ── 28
- No.011　濃厚鮭シチュー ── 30
- No.012　ワンパンでタラの酒蒸し ── 31
- No.013　ワンパンヘルシー餃子風 ── 32
- No.014　低糖質麺でとんこつラーメン風 ── 34
- No.015　オートミールでお好み焼き ── 35

PART 02
肉のやせおかず

鶏むね肉
- No.016　梅しそ鶏ポン酢 ── 37
- No.017　むね肉ジャーキー ── 37
- No.018　むね肉きゅうりキムチ鶏ガラ ── 37
- No.019　むね肉でニラキムチ白滝 ── 38
- No.020　むね肉でえびマヨ風 ── 38
- No.021　マスタードチキン ── 38
- No.022　むね肉でねぎ塩チキン ── 39
- No.023　むね肉でおろしポン酢がけ ── 39
- No.024　ぷるぷるむね肉 ── 39
- No.025　サラダチキン ── 40

鶏もも肉
- No.026　けいちゃん焼き ── 40
- No.027　鶏ももチャーシュー ── 40
- No.028　ヘルシーヤンニョム風チキン ── 41
- No.029　ガーリックチキンステーキ ── 41
- No.030　もも肉で甘辛照り焼き風 ── 41

鶏ささみ
- No.031　ねぎ塩ささみ ── 42
- No.032　ささみタツタ ── 42
- No.033　のり塩ささみ ── 42
- No.034　ささみのチーズ焼き ── 43
- No.035　ささみきゅうり ── 43
- No.036　ささみとたたき長いものポン酢あえ ── 43

豚ロース薄切り肉
- No.037　豚ロースでえのもやポン酢 ── 44
- No.038　無水味噌豚あえ ── 44
- No.039　豚巻きレタス ── 44
- No.040　豚巻きえのきの甘辛醤油焼き ── 45
- No.041　豚ロースのくるくるチャーシュー ── 45
- No.042　肉巻き高野豆腐 ── 45
- No.043　豚巻き野菜のスタミナディップ ── 46
- No.044　豚巻きせん切りキャベツ ── 46
- No.045　レンチンで冷しゃぶ ── 46
- No.046　酢豚風 ── 47

豚ローステーキ肉
- No.047　とんてき ── 47
- No.048　豚ロースのねぎ味噌焼き ── 47
- No.049　豚肉のポン酢さっぱり焼き ── 48
- No.050　マスタードステーキ ── 48

豚こま肉
- No.051　ピリ辛豚こまもやし炒め ── 48
- No.052　ワンパンで豚こましょうが焼き風 ── 49
- No.053　ルーローハン風 ── 49
- No.054　ぷるっぷる水晶豚 ── 49

豚ヒレかたまり肉
- No.055　炊飯器でトマト煮込み風 ── 50
- No.056　炊飯器で豚ヒレチャーシュー ── 50
- No.057　豚ヒレ肉でポッサム風 ── 50
- No.058　ポークチャップ ── 51
- No.059　豚ヒレ肉で照り焼きステーキ風 ── 51
- No.060　豚ヒレ肉でピカタ ── 51

牛こま肉
- No.061　炊飯器で牛こま肉豆腐 ── 52
- No.062　牛こま肉でチンジャオロース風 ── 52
- No.063　ヘルシーチャプチェ ── 52
- No.064　牛肉の高野豆腐巻き ── 53
- No.065　レンジで牛しぐれ煮風 ── 53
- No.066　肉巻きレタスのウマいやつ ── 53

牛ステーキ肉
- No.067　ヘルシーソースステーキ ── 54

牛ももかたまり肉
- No.068　炊飯器でズボラローストビーフ ── 54
- No.069　炊飯器で牛もも肉のトマト煮込み風 ── 54

鶏ひき肉
- No.070　無水白菜のえのき肉団子蒸し ── 55
- No.071　やる気1％で豆腐つくねバーグ ── 55
- No.072　鶏ひき肉でヘルシーキャベツ団子 ── 55
- No.073　皮なしソーセージ ── 56

牛ひき肉
- No.074　ヘルシーハンバーグ ── 56
- No.075　牛ひき肉でコロコロステーキ風 ── 56

PART 03
魚のやせおかず

鮭、サーモン
- No.076　きのこと鮭のホイル焼き ── 58
- No.077　キャベツと鮭の甘味噌蒸し ── 58
- No.078　ヘルシー鮭照り ── 58
- No.079　鮭としめじの味噌マヨ焼き ── 59
- No.080　鮭でジャーマンポテト風 ── 59
- No.081　サーモンレアステーキ ── 59
- No.082　サーモンポキ ── 60
- No.083　ねぎ塩サーモンユッケ風 ── 60

マグロ、びんちょうマグロ
- No.084　マグロのねぎ塩レアステーキ ── 60
- No.085　びんちょうマグロのガーリックピカタ風 ── 61
- No.086　びんちょうマグロの角煮風 ── 61
- No.087　びんちょうマグロのガーリックステーキ ── 61
- No.088　びんちょうマグロのワンパン照り焼き ── 62
- No.089　びんちょうマグロのマスタードソース焼き ── 62
- No.090　びんちょうマグロのマヨソースソテー ── 62

ぶり
- No.091　ぶりの照り焼き ── 63
- No.092　ぶりの煮つけ風 ── 63
- No.093　ぶりの甘酢だれがけ ── 63
- No.094　ぶりのさっぱりレモンソテー ── 64
- No.095　ぶりの醤油漬け焼き ── 64
- No.096　ぶりの甘味噌焼き ── 64

タラ
No.097 タラの甘酢あんかけ風 ——— 65
No.098 タラのポン酢焼き ——— 65
No.099 タラとたっぷり野菜のあんかけ ——— 65
No.100 タラの磯辺焼き風 ——— 66
No.101 タラのねぎ味噌マヨ焼き ——— 66
No.102 タラのみぞれ煮風 ——— 66

いわし
No.103 いわしのしょうが煮風 ——— 67
No.104 いわしの梅かつお煮 ——— 67
No.105 いわしで蒲焼風 ——— 67
No.106 いわしの南蛮漬け風 ——— 68
No.107 やる気1%でいわしのパン粉チーズ焼き ——— 68

あじ
No.108 あじの甘酢照り焼き風 ——— 68
No.109 あじのなめろう ——— 69

さば
No.110 さばのヘルシー味噌煮風 ——— 69
No.111 さばのピリ辛焼き ——— 69

イカ
No.112 ピリ辛ヤンニョムイカ ——— 70
No.113 イカの甘辛焼き ——— 70
No.114 レンジでイカ大根 ——— 70

たこ
No.115 オクラとたこのポン酢あえ ——— 71
No.116 たこのカルパッチョ ——— 71
No.117 たことブロッコリーのわさびマヨあえ ——— 71

column1 ラクやせ！缶詰おかず
No.118 さば缶でトマト煮込み風 ——— 72
No.119 さば缶でマヨポン酢サラダ ——— 72
No.120 レンジで簡単！さば缶カレー ——— 72
No.121 さば缶なめろう ——— 73
No.122 さば缶と玉ねぎの辛味噌ホイル焼き ——— 73
No.123 さば缶とキムチのうま辛もやし炒め ——— 73
No.124 いわし缶で味噌マヨ焼き ——— 74
No.125 いわし缶でユッケ風 ——— 74
No.126 いわし缶とキムチときゅうりのあえもの ——— 74
No.127 レンチンツナとんぺい焼き風 ——— 75
No.128 ツナ缶で和風豆腐ハンバーグ ——— 75
No.129 ツナともやしの塩昆布炒め ——— 75

PART 04
大豆製品＆卵のやせおかず

豆腐
No.130 ヘルシー豆腐お好み焼き ——— 77
No.131 ニラキムチ豆腐チヂミ ——— 77
No.132 えのき豆腐チヂミ ——— 77
No.133 低糖質なトマチー豆腐グラタン ——— 78
No.134 シーフード豆腐グラタン ——— 78
No.135 揚げずにツナ豆腐ナゲット ——— 78
No.136 木綿豆腐のステーキ ——— 79
No.137 ツナと豆腐のふんわり卵煮 ——— 79
No.138 豆腐と卵のふわとろあんかけ風 ——— 79
No.139 納豆キムチ奴 ——— 80
No.140 トマトしらす奴 ——— 80
No.141 ねぎだく香味だれ奴 ——— 80
No.142 豆腐と長いものふわふわ焼き ——— 81
No.143 野菜たっぷり豆腐チャンプルー ——— 81
No.144 豆腐とアボカドのわさび醤油あえ ——— 81
No.145 豆腐の卵とじ風 ——— 82
No.146 もちもち焼き豆腐 ——— 82
No.147 韓国風豆腐サラダ ——— 83
No.148 牛すき豆腐 ——— 83
No.149 ヘルシー鶏麻婆豆腐 ——— 83

No.150 豆腐のピカタ ——— 84
No.151 ワンパン揚げ出し豆腐 ——— 84
No.152 ツナと豆腐のヘルシーチャーハン ——— 84

納豆
No.153 やる気1%でキャベ納豆ぺい焼き ——— 85
No.154 ハッシュド玉ねぎ納豆 ——— 85
No.155 納豆コールスロー ——— 85
No.156 納豆キムチチヂミ ——— 86
No.157 耐熱容器で納豆だし巻き ——— 86
No.158 納豆とほうれん草の梅肉あえ ——— 87
No.159 餃子の皮で納豆ピザ ——— 87
No.160 納豆ともやしの炒め物 ——— 87
No.161 納豆ほうれん草 ——— 88
No.162 納豆マヨはんぺん焼き ——— 88
No.163 納豆豆腐卵のふわふわ蒸し ——— 88

ミックスビーンズ缶
No.164 やる気1%で即席ミネストローネ風 ——— 89
No.165 ひじきとミックスビーンズでマヨサラダ ——— 89
No.166 ミックスビーンズとトマト缶でひき肉カレー ——— 89

高野豆腐
No.167 高野豆腐でトマトキーマカレー風 ——— 90
No.168 照り焼き高野豆腐 ——— 90
No.169 高野豆腐でガーリックペッパー炒め ——— 90
No.170 高野豆腐のピリ辛炒め ——— 91
No.171 高野豆腐の磯辺焼き風 ——— 91
No.172 トマト缶となすの高野豆腐炒め ——— 91

卵
No.173 ふわとろかに玉 ——— 92
No.174 やる気1%で茶碗蒸し ——— 92
No.175 ニラ玉もやし ——— 93
No.176 やる気1%で卵サラダ ——— 93
No.177 やる気1%でレンジコーンオムレツ ——— 93
No.178 ヘルシー煮卵 醤油ベース ——— 94
No.179 ヘルシー煮卵 塩ベース ——— 94
No.180 レンジで温早無限キャベツ ——— 95
No.181 目玉焼きで即席ユッケ煮卵風 ——— 95
No.182 レンジでかにかま卵とじ ——— 95
No.183 きのこと卵の中華風炒め ——— 96
No.184 キャベツと卵のソース炒め ——— 96
No.185 玉ねぎとツナと卵のカレー炒め ——— 96

PART 05
野菜のやせおかず

ブロッコリー
No.186 ツナと塩昆布で無限ブロッコリー ——— 98
No.187 シーフードブロッコリーのマヨあえ ——— 98
No.188 ブロッコリーのおひたし ——— 98
No.189 チーズペッパー焼きブロッコリー ——— 99
No.190 丸ごとブロッコリーのトマト煮 ——— 99
No.191 ブロッコリーと鶏ひき肉でオムレツ ——— 99

キャベツ
No.192 もずくキャベツキムチ ——— 100
No.193 キャベツたっぷりお好み焼き ——— 100
No.194 キャベツの丸ごとステーキ ——— 100
No.195 キャベツとちくわの煮びたし ——— 101
No.196 キャベツとツナの煮物 ——— 101
No.197 キャベツときのこのカレー炒め ——— 101

トマト
No.198 おつまみ焼きトマト ——— 102
No.199 スライストマトの麺つゆしょうがあえ ——— 102
No.200 裂けるチーズでカプレーゼ ——— 102
No.201 トマトときゅうりの塩昆布あえ ——— 103
No.202 トマトと豆腐のチーズ焼き ——— 103
No.203 トマトと卵のカレー炒め ——— 103

11

小松菜

No.204	小松菜のツナマヨわさびあえ	104
No.205	小松菜の煮びたし	104
No.206	小松菜ときのこの味噌炒め風	104

ほうれん草

No.207	ツナとほうれん草炒め	105
No.208	ほうれん草で豆腐キッシュ	105
No.209	ほうれん草とちくわのごまあえ	105

アスパラガス

No.210	アスパラときのこの中華風炒め	106
No.211	アスパラとささみのマヨポンあえ	106
No.212	アスパラと白滝のクリームパスタ風	106

さつまいも

No.213	さつまいもと牛こまの甘辛炒め	107
No.214	豆腐さつまいも餅	107
No.215	炊飯器でふかしいも	107

じゃがいも

No.216	炊飯器で豚こまじゃが	108
No.217	ツナマヨポテサラ	108
No.218	コンソメマッシュポテト	108
No.219	ノンオイルハッシュドポテト	109

長いも

| No.220 | しばき長いも | 109 |
| No.221 | 長いもの和風ステーキ | 109 |

かぼちゃ

No.222	かぼちゃのヘルシー煮つけ	110
No.223	かぼちゃと鶏そぼろの甘辛焼き	110
No.224	揚げないかぼちゃスコップコロッケ	110

ピーマン

No.225	ピーマンの塩昆布と白ごまあえ	111
No.226	ピーマンと鶏ひき肉で中華風炒め	111
No.227	ピーマンでチンジャオロース風	111
No.228	ピーマンとむね肉で酢豚風	112
No.229	ピーマンときのこの卵炒め	112
No.230	ピーマンとちくわのきんぴら風	112

きゅうり

No.231	きゅうりとハムの白滝サラダ	113
No.232	たたききゅうりの酢の物	113
No.233	無限たたききゅうり	113
No.234	きゅうりとキムチの豚こま炒め	114
No.235	きゅうりとささみのピリ辛あえ	114
No.236	きゅうりともやしの中華風サラダ	114

にんじん

No.237	にんじんとツナのしりしり風	115
No.238	にんじんときのこのきんぴら	115
No.239	にんじんのひらひらからしマヨサラダ	115

ごぼう

No.240	ごぼうとこんにゃく、鶏ひき肉の炒め物	116
No.241	ごぼうチップス	116
No.242	ごぼうと白滝の和風マヨサラダ	116

もやし

No.243	もやしとツナ、卵のポン酢炒め	117
No.244	もやしと白滝で鶏ガラ塩炒め	117
No.245	鶏味噌もやし炒め	117

玉ねぎ

No.246	玉ねぎ丸ごととろとろ蒸し	118
No.247	玉ねぎと白滝の炒め物	118
No.248	オニオンサラダ	118
No.249	玉ねぎとさば缶のカレー炒め	119
No.250	玉ねぎステーキのツナマヨのせ	119
No.251	玉ねぎと鶏ひき肉のナポリタン風炒め	119

大根

No.252	大根とツナの煮物	120
No.253	大根ステーキ	120
No.254	大根とかにかまのひらひらマヨサラダ	120

オクラ

No.255	オクラのカレー炒め	121
No.256	オクラとエリンギのピリ辛味噌炒め	121
No.257	オクラのペペロンチーノ炒め	121

きのこ

No.258	えのきでオムそば風	122
No.259	えのきとこんにゃくのピリ辛煮風	122
No.260	無限おつまみきのこ	122
No.261	まいたけのマヨソテー	123
No.262	たっぷりきのこのふわふわ豆腐グラタン	123
No.263	ごろごろきのこの塩昆布ソテー	123

column2　ヘルシーに飲みたい！やせつまみ

No.264	ヘルシーねぎま風おつまみ	124
No.265	ねぎ塩砂肝炒め	124
No.266	砂肝と玉ねぎのさっぱり炒め	124
No.267	マグロアボカドキムチユッケ風	125
No.268	ボイルイカの酢味噌あえ	125
No.269	じゃばらたこの浜焼き風	125
No.270	ちくわのマヨチーズ焼き	126
No.271	ガーリック醤油焼きこんにゃく	126
No.272	豆腐の生ハム包み	126
No.273	きゅうりと長いものポリポリサラダ	127
No.274	揚げずに焼きポテト	127
No.275	もやしとあさりの無限ナムル	127

PART 06

ヘルシーご飯もの

肉

No.276	むね肉でヘルシーユッケ風丼	129
No.277	鶏ひき肉でヘルシーキーマカレー	129
No.278	鶏ひき肉でヘルシービビンバ風	129
No.279	やる気1％そぼろ丼	130
No.280	ニラともやしのヘルシーそぼろ丼	130
No.281	やる気1％でレンチン牛丼	130

魚介

No.282	マグロ漬け丼	131
No.283	ごろごろマグロのステーキ丼	131
No.284	ヘルシーユッケ風マグロ丼	131
No.285	マグロと納豆のねばねば丼	132
No.286	さば缶とキムチの納豆ご飯	132
No.287	鮭フレークと塩昆布の和風炊き込みご飯	132
No.288	やる気1％でちくわ親子丼風	133
No.289	照り焼き魚肉ソーセージ丼	133
No.290	ツナと玉ねぎの炊き込みご飯	133

納豆

No.291	納豆とめかぶの梅肉ご飯	134
No.292	納豆キムチTKG	134
No.293	納豆チーズペッパーご飯	134
No.294	納豆でキーマカレー風	135
No.295	コチュジャンでピリ辛納豆ご飯	135

豆腐

No.296	ラー油でピリ辛ねぎ塩豆腐丼	135
No.297	豆腐の卵とじ丼	136
No.298	アボカド豆腐丼	136

もやし

| No.299 | あんかけもやし丼 | 136 |

長いも

| No.300 | 長いもと梅肉の味噌あえのせご飯 | 137 |
| No.301 | 明太長いもご飯 | 137 |

なす

| No.302 | なすのスタミナ丼 | 137 |
| No.303 | なすの蒲焼丼 | 138 |

きのこ

| No.304 | きのこの照り焼き丼 | 138 |

No.305 きのこの味噌炒め丼 ——— 138

高野豆腐
No.306 高野豆腐で肉そぼろ丼 ——— 139

オートミール
No.307 オートミールでオムライス ——— 139
No.308 鶏ガラキムチ雑炊風オートミール ——— 139
No.309 オートミールで即席クリームリゾット風 ——— 140
No.310 コーンクリームオートミールリゾット風 ——— 140
No.311 オートミールで本格トマトリゾット風 ——— 140
No.312 中華がゆ風オートミール ——— 141
No.313 ツナとカレーのリゾット風オートミール ——— 141
No.314 オートミールチャーハン ——— 141

column3 手軽にあと1品！ヘルシー常備菜
No.315 ヘルシータルタルソース ——— 142
No.316 彩りピクルス ——— 142
No.317 ピーマンとツナの中華炒め ——— 142
No.318 トマトのさっぱり漬け ——— 143
No.319 漬け大根 ——— 143
No.320 ごぼうの漬け物 ——— 143
No.321 シャキシャキ漬けもやし ——— 144
No.322 酢玉ねぎ ——— 144
No.323 玉ねぎのキムチ漬け ——— 144
No.324 オクラとキムチのあえもの ——— 145
No.325 きのこの甘辛漬け ——— 145
No.326 たっぷりきのこのなめたけ風 ——— 145

PART 07
ヘルシー麺類

パスタ
No.327 鶏そぼろの和風パスタ ——— 147
No.328 コクうま味噌納豆パスタ ——— 147
No.329 しらすのペペロンチーノ風 ——— 147
No.330 あさりのむき身でボンゴレ風 ——— 148
No.331 トマト缶とツナ缶のヘルシーパスタ ——— 148
No.332 わさびと醤油のツナパスタ ——— 148
No.333 ヘルシークリームパスタ ——— 149
No.334 夏野菜とカレーのパスタ ——— 149
No.335 シーフードミックスでピリ辛キムチパスタ ——— 149

低糖質中華麺
No.336 ダイエット担々麺 ——— 150
No.337 冷製鶏ガラねぎ塩ラーメン風 ——— 150
No.338 冷やし中華 ——— 150
No.339 トマトジュースで冷製麺 ——— 151
No.340 鶏ガラ醤油ラーメン風 ——— 151
No.341 塩焼きそば ——— 151
No.342 辛つけ麺 ——— 152
No.343 生ハムとレモンのチーズクリームパスタ風 ——— 152
No.344 ちゃんぽん風 ——— 152
No.345 ツナと梅肉の冷製わさびあえパスタ風 ——— 153
No.346 シーフードスープカレーパスタ風 ——— 153

低糖質うどん
No.347 濃厚ねぎだれつけうどん ——— 153
No.348 ヘルシーナポリタン ——— 154
No.349 やる気1％で冷やしビビン麺 ——— 154
No.350 カレーうどん ——— 154
No.351 肉うどん風 ——— 155
No.352 親子うどん ——— 155
No.353 サラダ麺風 ——— 155

白滝
No.354 担々麺風 ——— 156
No.355 チャプチェ風 ——— 156
No.356 もやし醤油ラーメン風 ——— 156
No.357 即席で味噌ラーメン風 ——— 157
No.358 もやしキムチスープ白滝 ——— 157

No.359 納豆で卵かけ白滝 ——— 157
No.360 明太クリームスープ白滝 ——— 158
No.361 白滝でたっぷりきのこのペペロンチーノ風 ——— 158
No.362 冷麺風 ——— 158
No.363 白滝で焼きそば風 ——— 159
No.364 油そば風 ——— 159
No.365 白滝カルボナーラ ——— 159

ゆでそば
No.366 ねぎだく納豆そば ——— 160
No.367 きのこたっぷりそば ——— 160
No.368 冷やしとろろそば ——— 160
No.369 わかめそば ——— 161
No.370 キムチそば ——— 161
No.371 梅肉とオクラのさっぱりそば ——— 161

column4 お弁当にも◎！ヘルシーサンドイッチ
No.372 低カロリーツナマヨサンド ——— 162
No.373 ささみのオーロラソースサンド ——— 162
No.374 ツナとレタスで照りマヨサンド ——— 162
No.375 明太マヨ卵サンド ——— 163
No.376 かにかまチーズサラダサンド ——— 163
No.377 カレー風味キャベツのサンドイッチ ——— 163
No.378 ツナマヨコールスローのサンドイッチ ——— 164
No.379 ツナでヤンニョムチキン風サンド ——— 164
No.380 のりチーズサンド ——— 164
No.381 魚肉ソーセージのホットサンド ——— 165
No.382 さば缶で味噌マヨサンド ——— 165
No.383 ブロッコリーとマヨマスタードのサンドイッチ ——— 165

PART 08
ヘルシースープ＆鍋

鶏むね肉、鶏もも肉
No.384 むね肉キャベツ塩スープ ——— 167
No.385 鶏もももつ鍋風 ——— 167
No.386 鶏もも肉とねぎの味噌仕立て鍋 ——— 167
No.387 香ばし焼きねぎの鶏もも鍋 ——— 168
No.388 鶏とキャベツのうま塩鍋 ——— 168
No.389 味噌豆乳鍋 ——— 168
No.390 炊飯器でズボラサムゲタン ——— 169

鶏ひき肉
No.391 鶏ひき肉で担々豆腐スープ ——— 169
No.392 鶏ひき肉でミルフィーユキャベツ ——— 169
No.393 鶏団子とキャベツのうま塩スープ ——— 170

豚肉
No.394 豚ロースとキャベツのうまスープ ——— 170
No.395 ちゃんぽん風鍋 ——— 170

さば缶
No.396 さば缶でピリ辛キムチスープ ——— 171
No.397 さば缶と白菜の無水味噌煮込み風 ——— 171
No.398 さば缶としめじのカレースープ ——— 171
No.399 さば缶とあさりでアクアパッツァ風 ——— 172

鮭
No.400 鮭と豆腐の石狩鍋風 ——— 172
No.401 鮭の豆乳味噌鍋 ——— 172

タラ
No.402 タラときのこの味噌鍋 ——— 173
No.403 タラのキムチ鍋 ——— 173
No.404 タラと白菜のクリーム鍋 ——— 173

魚介
No.405 シーフードミックスでカレークリームスープ ——— 174
No.406 炊飯器で味噌おでん ——— 174
No.407 ちくわのごま味噌鍋 ——— 174

トマト缶
No.408 トマト缶で無水具だくさんスープ ——— 175
No.409 トマト缶でカレー風スープ ——— 175

13

No.410	トマト缶で洋風かきたまスープ	175
No.411	炊飯器ミネストローネ	176
No.412	納豆トマト卵スープ	176

にんじん、玉ねぎ
No.413	ひらひらにんじんとわかめのスープ	176
No.414	炊飯器で丸ごとポトフ	177
No.415	玉ねぎ丸ごとスープ	177
No.416	丸ごと玉ねぎのうま塩鍋	177

白菜、大根
No.417	せん切り白菜でしょうが鍋	178
No.418	丸ごと白菜スープ	178
No.419	白菜とひらひら大根の味噌スープ	178
No.420	大根とキャベツのクリーミースープ	179

ブロッコリー
No.421	ブロッコリーのかきたまスープ	179
No.422	ブロッコリーとコーンのコンソメスープ	179
No.423	ブロッコリーとツナの味噌クリームスープ	180
No.424	ブロッコリーとキャベツの味噌クリームスープ	180
No.425	ブロッコリーとほうれん草でヘルシークリームスープ	180

ほうれん草、小松菜
No.426	ほうれん草ときのこのクリームスープ	181
No.427	ほうれん草のかきたまスープ	181
No.428	小松菜とキムチのスープ	181

キャベツ、長いも
No.429	キャベツともやしの味噌コーン鍋	182
No.430	キャベツとにんじんのせん切り鍋	182
No.431	中華風ねばねばスープ	182

もやし、きのこ
No.432	もやしのとんこつ風鍋	183
No.433	きのこのピリ辛ごま味噌スープ	183
No.434	きのこクリーム鍋	183

豆腐
No.435	担々豆腐スープ	184
No.436	豆腐ともやしの中華風スープ	184
No.437	豆腐と卵でサンラータン風	184
No.438	豆腐と大根の中華風スープ	185
No.439	豆腐と卵のふわふわキムチスープ	185
No.440	豆腐の豆乳スープ	185
No.441	豆腐ともずくのかきたまスープ	186

納豆
| No.442 | 納豆カレースープ | 186 |
| No.443 | 納豆キムチスープ | 186 |

その他
No.444	白滝とキャベツの中華スープ	187
No.445	鶏ガラワンタンスープ	187
No.446	キムチうどんスープ	187

column5 時間がないときに！ ヘルシー朝ごはん
No.447	ダイエットTKG	188
No.448	ツナのマグカップリゾット	188
No.449	納豆卵雑炊	188
No.450	鶏ガラ卵がゆ	189
No.451	梅しそがゆ	189
No.452	トマトがゆ	189
No.453	麩でフレンチトースト風	190
No.454	わかめスープ	190
No.455	かきたまスープ	190
No.456	マグカップ豆腐グラタン	191
No.457	マグカップだし巻き	191
No.458	マグカップトマトオムレツ	191

PART 09
ヘルシースイーツ

プリン、ムース
No.459	豆乳パックプリン	193
No.460	材料3つ＆レンジで豆乳プリン	193
No.461	材料3つでとろとろチョコバナナムース	193

ケーキ
No.462	太らんチーズケーキ風	194
No.463	抹茶レアチーズケーキ風	194
No.464	ヨーグルトでチーズケーキ風	194
No.465	ヘルシーチョコチーズケーキ風	195
No.466	オートミールとヨーグルトでレアチーズケーキ風	195
No.467	レンジでおからチーズケーキ風	195
No.468	おからバナナヨーグルトケーキ	196
No.469	チョコチップバナナブラウニー	196
No.470	ヘルシーマグカップケーキ	196

テリーヌ、ティラミス
No.471	ヨーグルトチョコテリーヌ	197
No.472	即席ヨーグルトティラミス	197
No.473	きなこティラミス風	197

パンケーキ
| No.474 | 豆腐でココアパンケーキ | 198 |
| No.475 | オートミールとバナナのパンケーキ | 198 |

アイス
No.476	豆腐でチョコレートアイス	199
No.477	プロテインチョコアイス	199
No.478	ヨーグルトフローズン	199

ゼリー
| No.479 | 低カロリーふるしゅわゼリー | 200 |
| No.480 | ヘルシーコーヒーゼリー | 200 |

餅
No.481	ミルク餅	201
No.482	豆乳きなこ餅	201
No.483	豆腐でわらび餅	201

その他
No.484	きなこクッキー	202
No.485	おからパウダーで抹茶蒸しパン	202
No.486	オーバーナイトオーツ	203
No.487	スイートポテト	203
No.488	さつまいもチップス	203

column6 小腹がすいたときに！ 軽めの夜食
No.489	キムチ春雨風白滝	204
No.490	豆腐で鮭茶漬け風	204
No.491	湯豆腐茶漬け	204
No.492	卵豆腐雑炊	205
No.493	ヘルシーリゾット	205
No.494	チキン中華がゆ	205
No.495	ピリ辛もやしあんかけ豆腐	206
No.496	せん切りキャベツでペペロンチーノ	206
No.497	レンジでニラたまスープ	206
No.498	ちくわと塩昆布のごまマヨあえ	207
No.499	はんぺんと卵のふわふわ焼き	207
No.500	はんぺんの磯辺マヨ焼き	207

デザイン	細山田光宣、鈴木あづさ（細山田デザイン事務所）
写真	鈴木泰介（帯、P2〜35）、まるみキッチン
スタイリング	本郷由紀子
栄養監修・栄養価計算・調理補助	大林久利子
イラスト	yukke
編集	矢澤純子
編集協力	平井薫子、諸井まみ
DTP	Office SASAI
校正	麦秋アートセンター

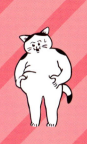

PART

01

カロリーオフで作る！
人気のやせメシ

油を使わずトースターで焼いたから揚げ、
カロリーハーフのルウで作るカレー、
ひき肉代わりに高野豆腐を使ったミートソースなど、
人気のメニューを低カロリーに仕上げました。
ヘルシーだけど、満足感はキープ！

No. 001

カロリー	たんぱく質	糖質
245kcal	25.9g	8.3g

ふわふわ和風ハンバーグ

鶏むねのひき肉を使ってカロリーオフ!
レンジ調理なら油不要で、
さらにヘルシーな仕上がりに。
下味は麺つゆだけだから、味つけも失敗知らずです。
お好みでポン酢をかけて。

材料は
たったの5つ!

PART 01 人気のやせメシ

材料（2人分）

- パン粉…大6
- おろししょうが…小½
- 卵…1個
- 鶏むねひき肉…300g
- 麺つゆ…大5

🍱 レンジ

POINT!
- 鶏ひき肉の中でも、むねは特に低カロリー。
- 好みで刻みねぎをのせ、ポン酢をかけて食べて。
- 貝割れなどを添えると彩りアップ。

作り方

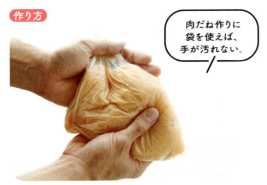

肉だね作りに袋を使えば、手が汚れない。

1 袋にひき肉、卵、パン粉を入れ、よくもみ混ぜる。

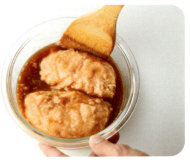

2 容器に麺つゆ、おろししょうがを入れて混ぜ合わせる。**1**を2等分にして好みの形に成形して加え、からめる。

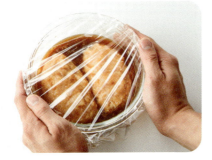

3 ラップをして3分チン。

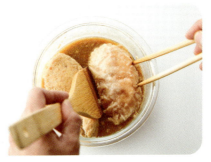

4 上下を返して再び3分チン。

やる気TIPS

ポリ袋は、味つけ、衣つけ、材料を混ぜるなど、幅広い工程に使えます。

17

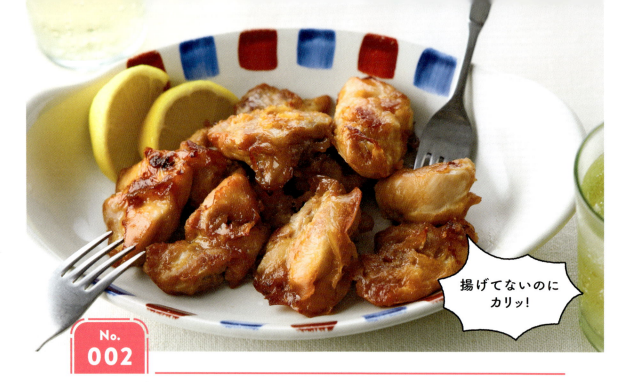

揚げてないのにカリッ!

No. 002
揚げずにから揚げ

材料（2人分）

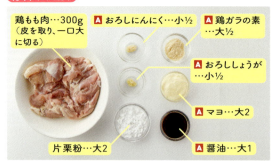

- 鶏もも肉…300g（皮を取り、一口大に切る）
- A おろしにんにく…小½
- A 鶏ガラの素…大½
- A おろししょうが…小½
- A マヨ…大2
- A 醤油…大1
- 片栗粉…大2

トースター

カロリー	たんぱく質	糖質
223kcal	29.8g	1.5g

POINT!
- 鶏肉は皮を除くことでカロリーカット。
- 片栗粉を加えて袋をふると全体に行き渡りやすい。
- 好みでレモンのくし形切りを添えても。

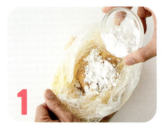
1 袋に鶏肉、Aを入れてもみ込み、片栗粉を加えてふり、全体にまぶす。

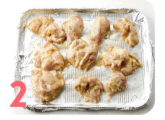
2 天板に1を並べ、トースターで10分焼く。

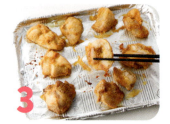
3 上下を返し、再び10分焼く。

18

PART **01** 人気のやせメシ

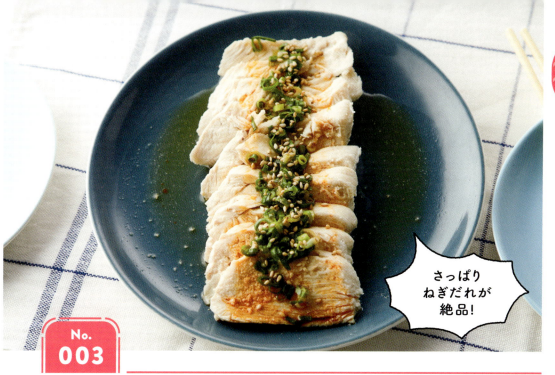

さっぱりねぎだれが絶品！

No. **003**

むね肉よだれ鶏

材料（2人分）

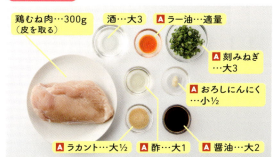

- 鶏むね肉…300g（皮を取る）
- 酒…大3
- A ラー油…適量
- A 刻みねぎ…大3
- A おろしにんにく…小½
- A ラカント…大½
- A 酢…大1
- A 醤油…大2

 レンジ

カロリー	たんぱく質	糖質
201kcal	35.9g	3.2g

POINT!
・鶏肉に穴をあけるとやわらかくなり、味もしみやすくなる。
・蒸し汁を活用し、たれに鶏のうまみを加える。
・好みで白ごまをふっても。

やる気 TIPS

鶏肉はダイエッターの味方。特にむね肉は低脂肪＆低カロリー！

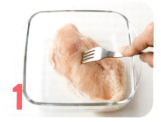

1 容器に鶏肉を入れ、フォークで数か所刺す。

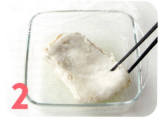

2 酒を加えてからめ、ラップをして3分チン。上下を返して再び3分チン。鶏肉を食べやすく切って器に盛る。

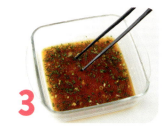

3 容器に残った蒸し汁に A を加えて混ぜ、2 に回しかける。

19

カロリー **151kcal** たんぱく質 **19.9g** 糖質 **11.1g**

炊飯器で筑前煮

炊飯器に材料を入れてスイッチを押すだけで、味のしみた煮物が完成！ 鶏肉、きのこ、根菜、こんにゃくがとれる栄養満点メニューです。
調味料の比率は1:1:1なので、計量もラクチン。

ほっとする
和風味

PART 01 人気のやせメシ

材料（2人分）

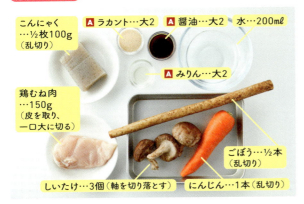

- こんにゃく…½枚100g（乱切り）
- A ラカント…大2
- A 醤油…大2
- 水…200mℓ
- 鶏むね肉…150g（皮を取り、一口大に切る）
- A みりん…大2
- しいたけ…3個（軸を切り落とす）
- ごぼう…½本（乱切り）
- にんじん…1本（乱切り）

炊飯器

POINT!
- ごぼうは、洗いごぼうを使うのがおすすめ。
- にんじんは皮つきのまま使ってもOK。

作り方

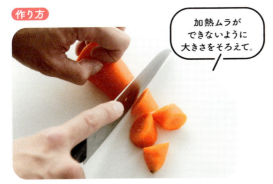

1 具材をそれぞれ一口大に切る。

（加熱ムラができないように大きさをそろえて。）

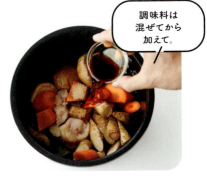

2 炊飯釜にすべての具材を入れ、混ぜ合わせたA、水を加え、通常炊飯。

（調味料は混ぜてから加えて。）

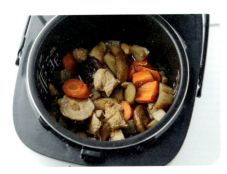

3 炊き上がったらよく混ぜる。

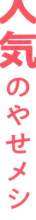

やる気TIPS
炊飯器調理の際は、具材が大きすぎると火が通りにくい場合があるので注意。

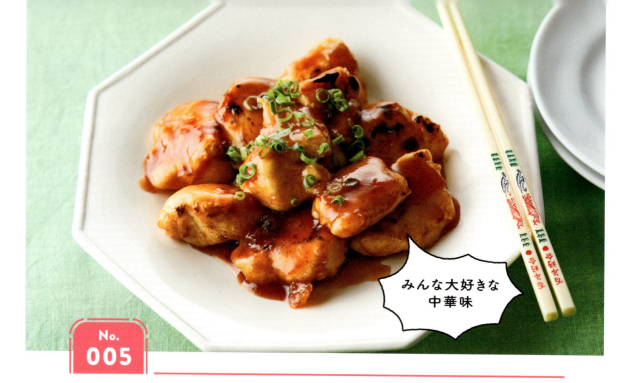

みんな大好きな中華味

No. 005

鶏肉のえびチリ風

材料（2人分）

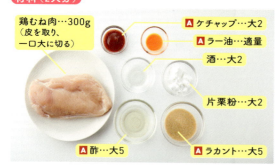

- 鶏むね肉…300g（皮を取り、一口大に切る）
- A ケチャップ…大2
- A ラー油…適量
- 酒…大2
- 片栗粉…大2
- A 酢…大5
- A ラカント…大5

フライパン

カロリー	たんぱく質	糖質
224kcal	35.2g	10.7g

POINT!
・調味料を加えたら、焦げつかないように注意。
・好みで刻みねぎをかけて。

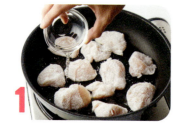

1 袋に鶏肉と片栗粉を入れてふり、全体にまぶす。フライパンに入れて片面をサッと焼き、酒を回しかけ、火が通るまで加熱する。

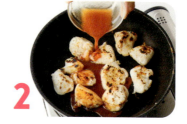

2 火が通ったら、混ぜたAを加え、軽く煮詰める。

PART **01** 人気のやせメシ

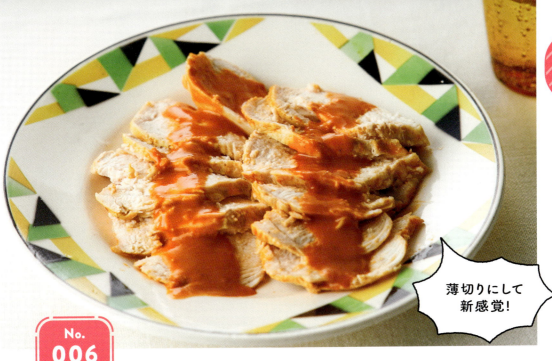

薄切りにして新感覚!

No. **006**

むね肉でタンドリーチキン

材料(2人分)

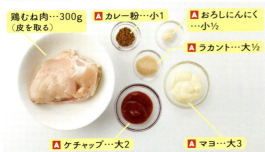

- 鶏むね肉…300g(皮を取る)
- **A** カレー粉…小1
- **A** おろしにんにく…小½
- **A** ラカント…大½
- **A** ケチャップ…大2
- **A** マヨ…大3

 レンジ

カロリー	たんぱく質	糖質
244kcal	36.1g	5.6g

POINT!
・切るときは粗熱を取ってから。
・たれをよくからめながら食べて。

やる気 TIPS

加熱しなくても食べられるカレー粉は仕上げにさっとふるだけで味変にgood。

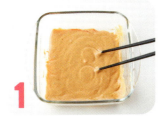

1 容器に **A** を入れて混ぜ合わせる。

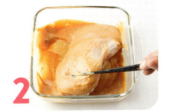

2 鶏肉を加えてからめる。

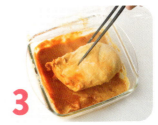

3 ラップをして3分チン。上下を返して再び3分チン。食べやすく切って器に盛り、残ったたれをかける。

No. 007

カロリー	たんぱく質	糖質
397kcal	42.4g	33.4g

減量キーマ風カレー

ハイカロリーなイメージのカレーですが、カロリーハーフのルウを使えば問題なし！ダイエッターにうれしい一品です。カットトマト缶でうまみもたっぷり。炊飯器を使えば手軽に作れます。

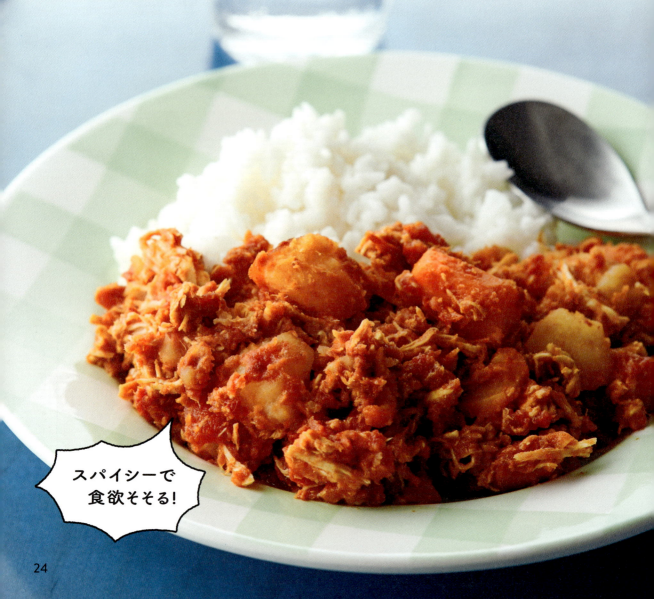

スパイシーで食欲そそる！

PART 01 人気のやせメシ

材料（2人分）

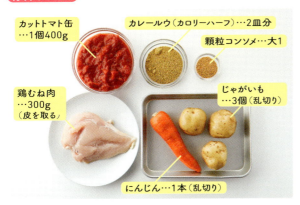

- カットトマト缶…1個400g
- カレールウ（カロリーハーフ）…2皿分
- 顆粒コンソメ…大1
- 鶏むね肉…300g（皮を取る）
- じゃがいも…3個（乱切り）
- にんじん…1本（乱切り）

炊飯器

POINT!
- カレールウは、プライムバーモントカレー中辛（P4）を使用。
- 鶏肉は大きければ、炊飯器に入れる前に適当な大きさに切り分けてもOK。

作り方

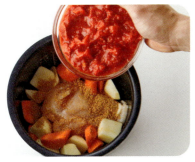

1 炊飯釜にカレールウ以外の材料を入れ、通常炊飯。

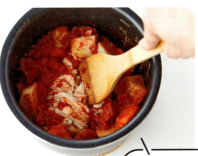

2 炊き上がったら、具材をほぐしながら混ぜる。

炊き上がった肉や野菜はやわらかく、簡単にほぐせる。

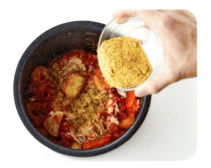

3 カレールウを加え、溶かしながら混ぜる。

やる気TIPS
トマトの水煮を詰めたトマト缶はうまみたっぷりで常備できるお助け食材。

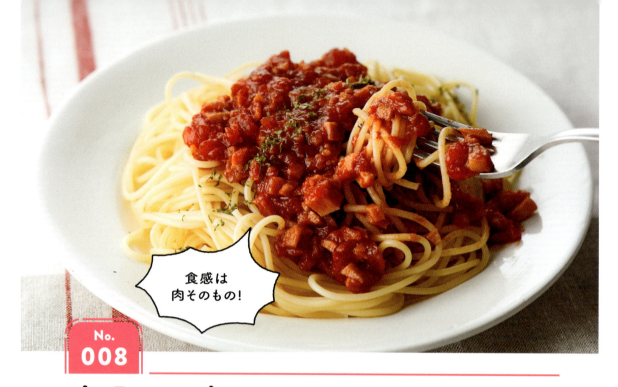

食感は肉そのもの!

No. 008
高野豆腐でミートソース

材料(1人分)

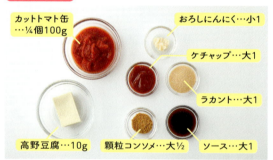

- カットトマト缶…¼個100g
- おろしにんにく…小1
- ケチャップ…大1
- ラカント…大1
- 高野豆腐…10g
- 顆粒コンソメ…大½
- ソース…大1

 レンジ

カロリー	たんぱく質	糖質
114kcal	6.8g	15.4g

POINT!
- ひき肉の代わりに高野豆腐を使ってカロリーオフ。
- パスタにかけて食べるのがおすすめ。
- 好みでドライパセリをかけても。

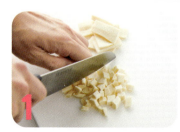

1 高野豆腐は戻して水気を絞り、みじん切りにする。

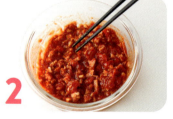

2 容器に1と残りの材料を入れて混ぜ、ラップなしで3分チン。よく混ぜる。

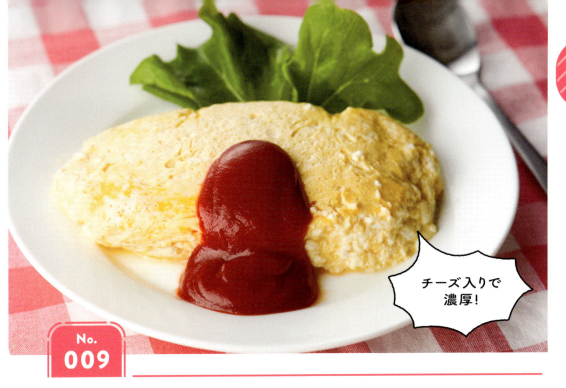

チーズ入りで濃厚!

PART 01 人気のやせメシ

No. 009

豆腐とチーズでふわふわオムレツ

材料(1人分)

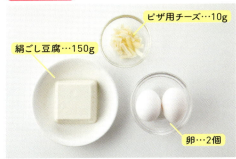

- ピザ用チーズ…10g
- 絹ごし豆腐…150g
- 卵…2個

 レンジ

カロリー	たんぱく質	糖質
260kcal	22.2g	2.2g

POINT!
・加熱後はやけどに注意。ラップで包んで両端をねじり、オムレツ形にする。
・好みで葉物を添え、ケチャップをかけて食べても。

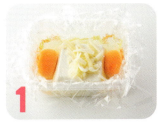

1 容器にラップを2枚重ねて敷き、すべての材料を入れる。

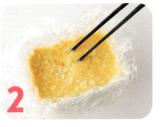

2 ペースト状になるまで混ぜ、ラップをして3分チン。

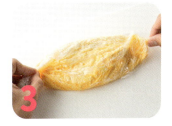

3 ラップごと取り出し、包みながら好みの形に成形する。

> やる気TIPS
> 卵の賞味期限は、生食が可能な期間。期限をすぎたら早めに加熱して食べて。

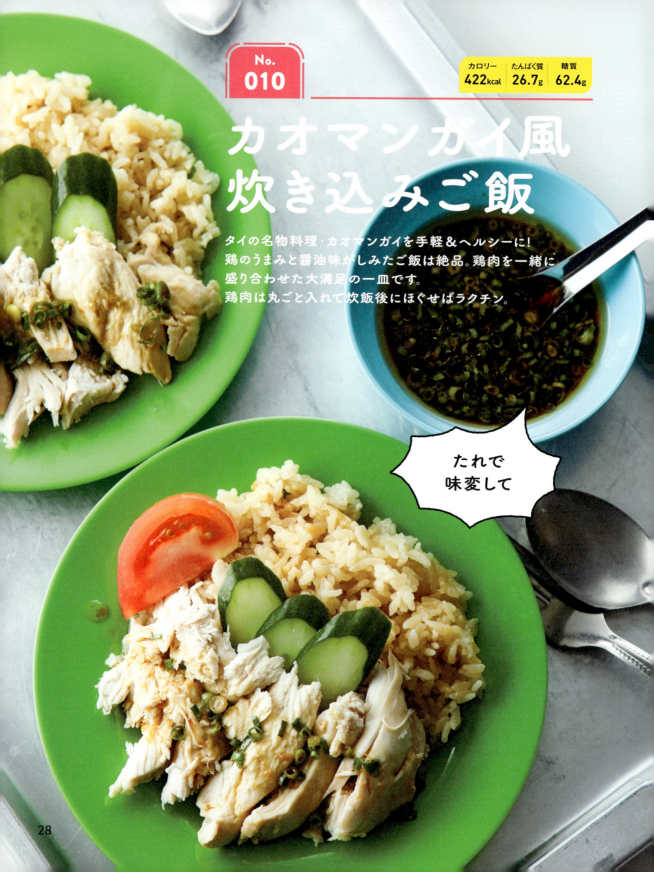

No. 010

カロリー **422**kcal / たんぱく質 **26.7**g / 糖質 **62.4**g

カオマンガイ風炊き込みご飯

タイの名物料理・カオマンガイを手軽＆ヘルシーに！鶏のうまみと醤油味がしみたご飯は絶品。鶏肉を一緒に盛り合わせた大満足の一皿です。
鶏肉は丸ごと入れて炊飯後にほぐせばラクチン。

たれで味変して

PART 01 人気のやせメシ

材料（4人分）

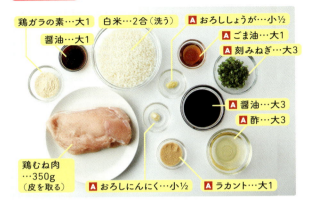

- 鶏ガラの素…大1
- 醤油…大1
- 白米…2合（洗う）
- 鶏むね肉…350g（皮を取る）
- A おろししょうが…小½
- A ごま油…大1
- A 刻みねぎ…大3
- A 醤油…大3
- A 酢…大3
- A おろしにんにく…小½
- A ラカント…大1

炊飯器

POINT!
- 好みでトマトやきゅうりなどの野菜を添えて。

作り方

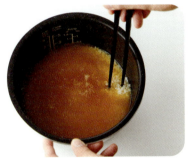

1 炊飯釜に米、鶏ガラの素、醤油を入れ、2合の目盛りまで水を加えて混ぜる。

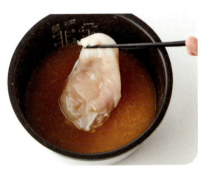

2 鶏肉をのせ、通常炊飯。

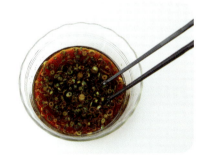

3 小さいボウルに A を入れて混ぜ合わせ、たれを作る。

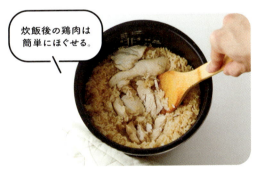

炊飯後の鶏肉は簡単にほぐせる。

4 炊き上がったら肉を食べやすくほぐし、器に盛って 3 を回しかける。

やる気TIPS

炊飯器調理の際は最後に肉や魚をのせるとほかの具材に味がしみ込みます。

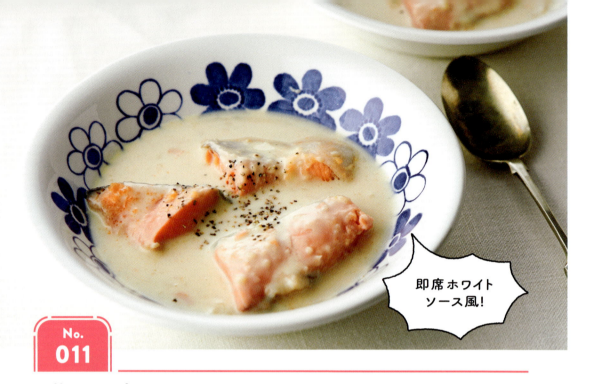

即席ホワイト
ソース風！

No. 011

濃厚鮭シチュー

材料（1人分）

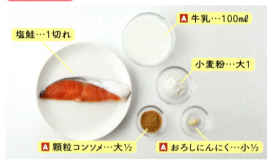

- 塩鮭…1切れ
- A 牛乳…100mℓ
- 小麦粉…大1
- A 顆粒コンソメ…大½
- A おろしにんにく…小½

レンジ

カロリー	たんぱく質	糖質
211kcal	27.2g	14.8g

POINT!
・鮭にまぶした小麦粉がとろみづけになる。
・好みで黒こしょうをふっても。

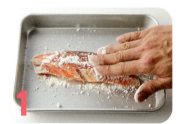

1 鮭に小麦粉をまぶす。

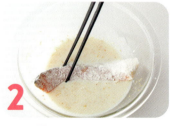

2 容器にAを入れて混ぜ合わせ、1を加えてからめる。ラップをして2分チン。鮭を食べやすく切る。

PART 01 人気のやせメシ

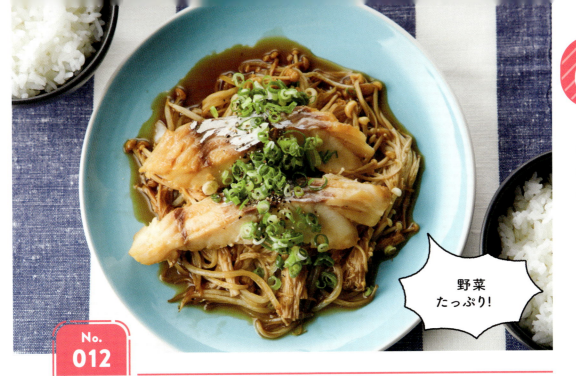

野菜たっぷり!

No. 012

ワンパンでタラの酒蒸し

材料（2人分）

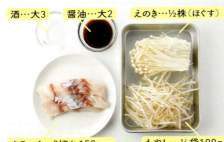

酒…大3　醤油…大2　えのき…½株（ほぐす）
タラ…1〜2切れ150g　もやし…½袋100g

フライパン

カロリー	たんぱく質	糖質
86kcal	11.8g	4.1g

POINT!
・タラを最後にのせることで、うまみが野菜にしみ込む。
・好みで刻みねぎや黒こしょうをかけても。

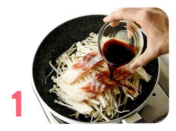

1 フライパンにもやし、えのき、タラの順に入れ、酒と醤油を回しかける。

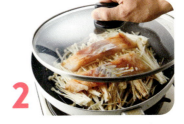

2 ふたをして野菜がクタッとするまで3〜4分加熱する。

やる気TIPS

塩鮭とは、保存性を高めるために塩または塩水につけた鮭のことをいいます。

ワンパンヘルシー餃子風

カロリー	たんぱく質	糖質
421kcal	30.6g	47.7g

表面にシリコン加工がされたフライパン用ホイルを使えば、油を使わずフライパン調理が可能。餃子の皮で肉だねをサンドすれば、包む手間なしで餃子の味に。こんがり焼き目をつけてどうぞ。

キャベツたっぷり!

PART 01 人気のやせメシ

材料（2人分）

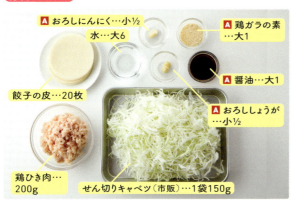

- 餃子の皮…20枚
- 鶏ひき肉…200g
- せん切りキャベツ（市販）…1袋150g
- **A** おろしにんにく…小1/2
- **A** 水…大6
- **A** 鶏ガラの素…大1
- **A** 醤油…大1
- **A** おろししょうが…小1/2

フライパン

POINT!
- 今回は直径26cmのフライパンを使用。
- 餃子の上下を返すときは、フライパンよりひと回り大きい皿をかぶせて返すと簡単。
- 好みで醤油や酢醤油などをつけながら食べて。

作り方

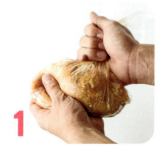

1 袋にひき肉、キャベツ、**A** を入れ、よくもみ混ぜる。

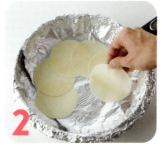

2 フライパンにフライパン用ホイルを敷き、餃子の皮10枚を少しずらしながらすき間なく並べる。

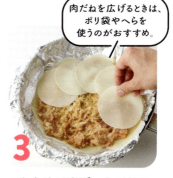

肉だねを広げるときは、ポリ袋やへらを使うのがおすすめ。

3 1を全体に広げ、上に餃子の皮10枚をすき間なく並べる。

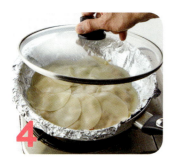

4 水大3を回しかけ、ふたをして4分焼く。

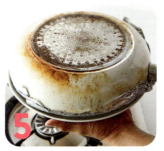

5 上下を返して水大3を回しかけ、再びふたをして4分焼く。

やる気TIPS
餃子の皮は、おつまみやデザート、スープの具材など使い道いろいろ。

33

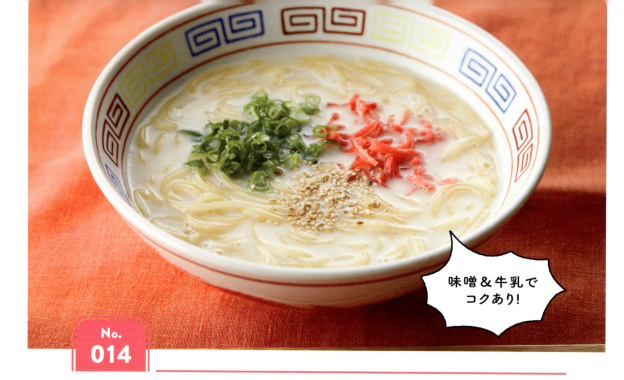

味噌＆牛乳でコクあり！

No. 014 低糖質麺でとんこつラーメン風

材料（1人分）

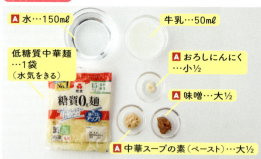

- A 水…150ml
- 牛乳…50ml
- 低糖質中華麺…1袋（水気をきる）
- A おろしにんにく…小1/2
- A 味噌…大1/2
- A 中華スープの素（ペースト）…大1/2

レンジ

カロリー	たんぱく質	糖質
104kcal	4.8g	6.9g

POINT!
- 中華スープの素（ペースト）は鶏ガラの素で代用可。
- 好みで紅しょうがをのせ、刻みねぎ、白ごま、ごま油をかけると、とんこつ感アップ。

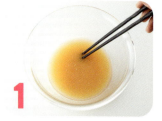

1 容器にAを入れて混ぜ合わせる。

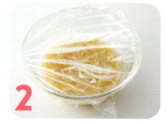

2 低糖質中華麺を加え、ラップをして3分チン。

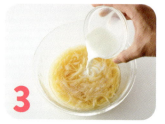

3 牛乳を加え、麺をほぐしながら混ぜる。

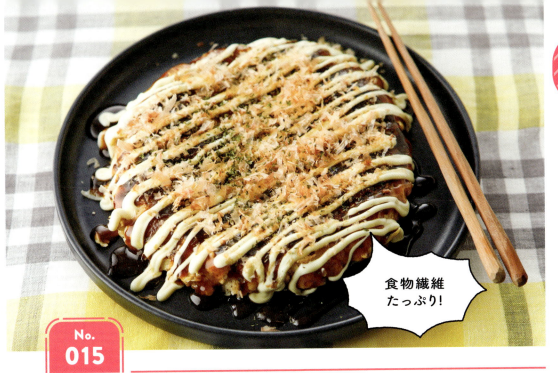

PART 01 **人気**のやせメシ

食物繊維たっぷり！

No. 015

オートミールでお好み焼き

材料（2人分）

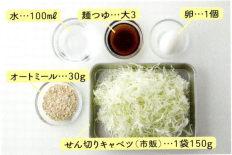

- 水…100ml
- 麺つゆ…大3
- 卵…1個
- オートミール…30g
- せん切りキャベツ（市販）…1袋150g

 レンジ　 フライパン

カロリー **120kcal**　たんぱく質 **6.9g**　糖質 **14.9g**

POINT!
- 今回は直径26cmのフライパンを使用。
- 仕上げにソース、マヨ、かつお節、青のりをのせるとgood。
- 返すときはP33と同じ要領で皿を使うと簡単。

やる気TIPS

味噌はコクがあり、隠し味に使うのもおすすめ。洋風料理にもよく合います。

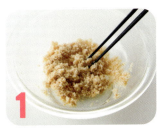

1 容器にオートミールと水を入れ、ラップをして3分チン。

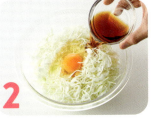

2 1にキャベツ、卵、麺つゆを加えてよく混ぜる。

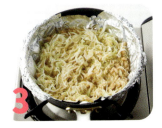

3 フライパンにフライパン用ホイルを敷き、2を広げ入れて4分焼く。上下を返して再び4分焼く。

35

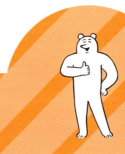

PART

02

たんぱく質をとって代謝アップ！
肉のやせおかず

肉は代謝を上げるためのたんぱく質が豊富。
ダイエット中だからと控えずに積極的に食べましょう。
肉の中でも脂身が少ない部位を選び、
油の使用を控えてカロリーを抑えました。
しっかり味なので、ガッツリ食べたいときも大満足！

PART 02 肉のやせおかず・鶏むね肉

No.016 梅しそ鶏ポン酢 （フライパン）

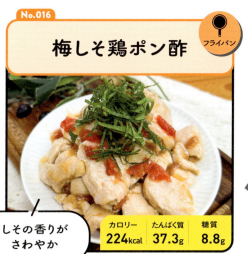

しその香りがさわやか

2人分

1. 鶏むね肉300g（皮を取り、食べやすく切る）に酒大2を回しかける。
2. フライパンに1を入れ、焼く。
3. 火が通ったら弱火にし、梅干し3個（種を取ってほぐす）、ポン酢大2、みりん大1、片栗粉大1/2を加え、とろみがつくまで軽く煮詰める。青じそ適量（せん切り）をのせる。

 POINT! 鶏肉は調理バサミで切るとラクチン。

カロリー	たんぱく質	糖質
224kcal	37.3g	8.8g

No.017 むね肉ジャーキー （レンジ）

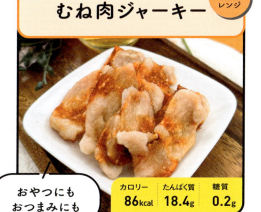

おやつにもおつまみにも

2人分

1. 大きめの耐熱皿にクッキングシートを敷き、鶏むね肉150g（皮を取って薄切り）を重ならないように並べる。
2. 塩こしょう少々をふり、手でさらに薄くのばす。ラップなしで10分チン。

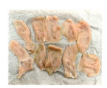
 POINT! ラップなしで加熱して水分をとばし、鶏肉の表面をパリッとさせる。

カロリー	たんぱく質	糖質
86kcal	18.4g	0.2g

No.018 むね肉きゅうりキムチ鶏ガラ （レンジ）

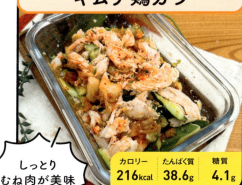

しっとりむね肉が美味

2人分

1. 容器に鶏むね肉300g（皮を取り、フォークで数か所刺す）、酒大3、鶏ガラの素大1/2、おろしにんにく小1/2を入れてあえる。
2. ラップをして3分チンし、上下を返して再び3分チン。汁気をきってフォークでほぐす。
3. 袋にきゅうり1本と塩少々を入れ、麺棒でたたく。2、キムチ100gとあえ、白ごま適量をふる。

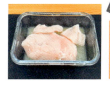
 POINT! 上下を返して再度チンすることで、加熱ムラを防げる。

カロリー	たんぱく質	糖質
216kcal	38.6g	4.1g

やる気TIPS

麺棒がなければ、代わりにコップの底や空き瓶でたたいてもOK。

PART 02 肉のやせおかず・鶏むね肉

No.019 むね肉でニラキムチ白滝

 レンジ

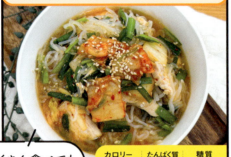

たくさん食べても罪悪感なし

カロリー 131kcal ／ たんぱく質 20.0g ／ 糖質 4.6g

2人分

1. 耐熱ボウルに鶏むね肉150g(皮を取り、5mm幅に切る)、白滝200g、ニラ½束(ともに食べやすく切る)、酒大2、鶏ガラの素大1、コチュジャン小1、おろしにんにく小½を入れてあえる。
2. ラップをして6分チン。キムチ適量を加えてあえる。

POINT! ニラは調理バサミで切るとラク。仕上げに白ごまをふっても。

No.020 むね肉でえびマヨ風

 フライパン

みんな大好きケチャマヨ味

カロリー 250kcal ／ たんぱく質 35.9g ／ 糖質 8.4g

2人分

1. フライパンに鶏むね肉300g(皮を取り、1cm幅に切る)を入れ、片栗粉大1½をまぶして焼く。
2. 火が通ったら火を止め、マヨ大3、ケチャップ・ラカント・牛乳各大1を加えてあえる。

POINT! 好みでレタスを敷けば、彩りがアップ。

No.021 マスタードチキン

 フライパン

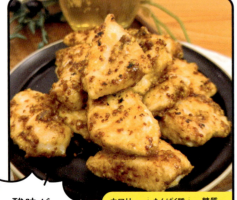

酸味がさわやか!

カロリー 219kcal ／ たんぱく質 37.0g ／ 糖質 2.9g

2人分

1. フライパンに鶏むね肉300g(皮を取り、1cm幅に切る)を入れて片栗粉大1½をまぶし、焼く。
2. 火が通ったら火を止め、粒マスタード大2、醤油・マヨ・ラカント各大1を加えてあえる。

POINT! 調味料は焦げないように火を止めてからあえる。

PART 02 肉のやせおかず・鶏むね肉

No.022 むね肉でねぎ塩チキン（フライパン）

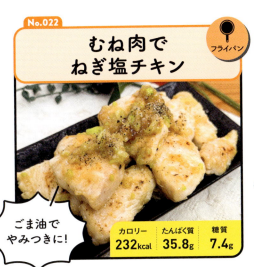

ごま油でやみつきに!

カロリー 232kcal　たんぱく質 35.8g　糖質 7.4g

2人分

A 鶏ガラの素・酢各大1、ラカント・ごま油各大½、おろしにんにく小½

1. フライパンに鶏むね肉300g(皮を取り、1cm幅に切る)を入れ、片栗粉大1½をまぶして焼く。
2. 火が通ったら弱火にし、長ねぎ10cm(みじん切り)、Aを加えてあえ、軽く加熱する。黒こしょう適量をふる。

POINT! 長ねぎと調味料は合わせてから加えるとなじみやすい。

No.023 むね肉でおろしポン酢がけ（フライパン）

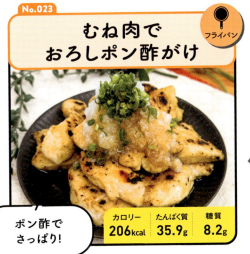

ポン酢でさっぱり!

カロリー 206kcal　たんぱく質 35.9g　糖質 8.2g

2人分

1. フライパンに鶏むね肉300g(皮を取り、1cm幅に切る)を入れ、片栗粉大1をまぶして焼く。
2. 火が通ったら弱火にし、麺つゆ大2、おろしにんにく小½を加えて軽く煮詰める。
3. 大根おろし・刻みねぎ各適量をのせ、ポン酢適量を回しかける。

POINT! 大根おろしでさっぱり感をプラスしつつ、満足感も◎。

No.024 ぷるぷるむね肉（レンジ）

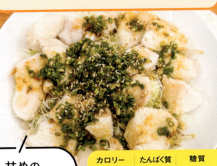

甘めのねぎだれが最高

カロリー 256kcal　たんぱく質 38.8g　糖質 13.7g

2人分

A 刻みねぎ・醤油・酢各大3、ラカント大1、ごま油小1、おろしにんにく・おろししょうが各小½

1. 袋に鶏むね肉300g(皮を取り、1cm幅に切る)、片栗粉大2を入れてふり、全体にまぶす。
2. 耐熱皿にキャベツ100g(せん切り)、もやし100gを敷き詰め、1を広げてのせ、ラップをして7分チン。
3. Aを混ぜ合わせ、2に回しかける。白ごま適量をふる。

POINT! 加熱ムラをなくすため、鶏肉はなるべく重ならないように並べて。

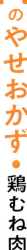

やる気TIPS

こんにゃくいもから作られる白滝は、低カロリーでお腹にもたまります。

PART 02 肉のやせおかず・鶏むね肉・鶏もも肉

No.025 サラダチキン

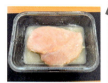

レンジ

しっとりやわらか！

カロリー	たんぱく質	糖質
177kcal	35.0g	1.2g

2人分

1. 容器に**鶏むね肉300g**（皮を取り、フォークで数か所刺す）、酒大3、ラカント大1、塩大½を入れてもみ込む。
2. ラップをして3分チンし、上下を返して再び3分チン。粗熱が取れたら食べやすく切り、**黒こしょう適量**をふる。

POINT！
肉に調味料をよくもみ込んで。好みの野菜を添えてどうぞ。

No.026 けいちゃん焼き

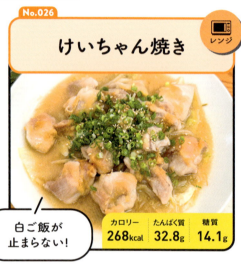

レンジ

白ご飯が止まらない！

カロリー	たんぱく質	糖質
268kcal	32.8g	14.1g

2人分

1. 耐熱皿に**キャベツ150g**（一口大に切る）、**もやし100g**、**鶏もも肉300g**（皮を取り、一口大に切る）を順にのせる。
2. 味噌・みりん各大2、ラカント大1を混ぜ、1に回しかける。ラップをして8分チン。**刻みねぎ・白ごま各適量**をふる。

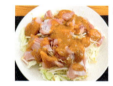

POINT！
加熱ムラをなくすために、鶏肉は重ならないように並べる。

No.027 鶏ももチャーシュー

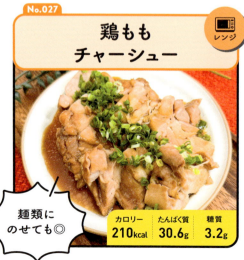

レンジ

麺類にのせても◎

カロリー	たんぱく質	糖質
210kcal	30.6g	3.2g

2人分

1. 容器に**鶏もも肉300g**（皮を取り、フォークで数か所刺す）、醤油・酒各大3、ラカント大1を入れてあえる。
2. ラップをして3分チンし、上下を返して再び3分チン。粗熱が取れたら食べやすく切る。**刻みねぎ適量**をかける。

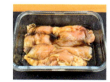

POINT！
粗熱を取るタイミングでゆで卵を漬けておくのもおすすめ。

PART 02 肉のやせおかず・鶏もも肉

No.028 ヘルシーヤンニョム風チキン
フライパン

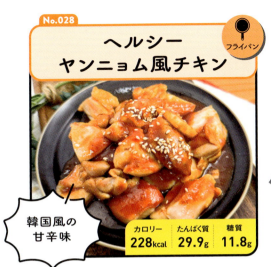

韓国風の甘辛味

カロリー 228kcal / たんぱく質 29.9g / 糖質 11.8g

2人分

A 焼き肉のたれ大3、ケチャップ・ラカント各大1、コチュジャン小1、おろしにんにく小1/2

1. フライパンで鶏もも肉300g(皮を取り、一口大に切る)を焼く。
2. 火が通ったら弱火にし、Aを加えて軽く煮詰める。白ごま適量をふる。

POINT 調味料は混ぜておくとスムーズ。コチュジャンはあればでOK。

No.029 ガーリックチキンステーキ
フライパン

にんにく風味がたまらない

カロリー 209kcal / たんぱく質 29.3g / 糖質 7.0g

2人分

A 醤油・みりん各大1、ラカント・酢各大1/2、おろしにんにく小1/2

1. フライパンに鶏もも肉300g(皮を取る)を入れ、片栗粉大1/2をまぶす。両面を焼き、器に盛る。
2. 1のフライパンにAを入れて弱火で軽く煮詰め、肉に回しかける。

POINT 好みで黒こしょうをふり、レタスを添えてもgood。

No.030 もも肉で甘辛照り焼き風
フライパン

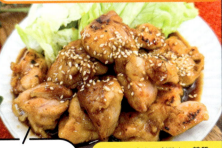

コチュジャンで辛みをプラス

カロリー 256kcal / たんぱく質 30.2g / 糖質 13.6g

2人分

A 醤油・酒・みりん・ラカント各大2、コチュジャン小1、おろしにんにく・おろししょうが各小1/2

1. フライパンに鶏もも肉300g(皮を取り、一口大に切る)を入れて片栗粉大1/2をまぶし、焼く。
2. Aを加えてあえ、軽く煮詰める。白ごま適量をふる。

POINT 肉に片栗粉をまぶすとたれがからみやすく、とろみもつく。好みでレタスを。

やる気TIPS 白ごまや黒こしょう、薬味などをトッピングすることで満足感がアップ。

PART 02 肉のやせおかず・鶏ささみ

No.031 ねぎ塩ささみ

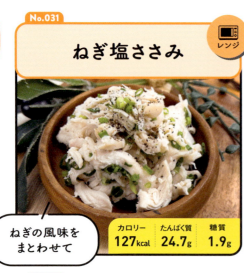

レンジ

ねぎの風味をまとわせて

カロリー	たんぱく質	糖質
127kcal	24.7g	1.9g

2人分

1. 容器に**鶏ささみ3本200g**(フォークで数か所刺す)、**酒大2**、**鶏ガラの素大1**、**おろしにんにく小½**を入れてあえる。
2. ラップをして3分チン。フォークでほぐし、**刻みねぎ大3**を加えてあえる。**黒こしょう適量**をふる。

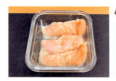

POINT! 肉に下味をつけて加熱。汁気はきらずにねぎとあえる。

No.032 ささみタツタ

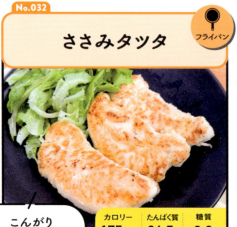

フライパン

こんがり焼き色をつけて

カロリー	たんぱく質	糖質
175kcal	24.5g	9.2g

2人分

1. 袋に**鶏ささみ3本200g**を入れ、麺棒で薄くのばす。**マヨ大2**、**麺つゆ大1**、**おろしにんにく小½**を加えてもみ込む。
2. 別の袋に**1**、**片栗粉大2**を入れてふり、全体にまぶす。
3. フライパンに油少々を熱し、**2**をカリッとするまで焼く。

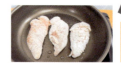

POINT! 片栗粉をまぶすことでカリッと焼ける。

No.033 のり塩ささみ

フライパン

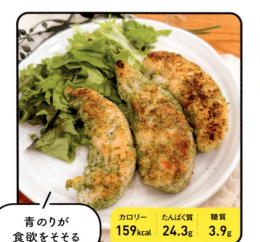

青のりが食欲をそそる

カロリー	たんぱく質	糖質
159kcal	24.3g	3.9g

2人分

1. 袋に**鶏ささみ3本200g**、**片栗粉大1**、**青のり・鶏ガラの素各大½**を入れてもみ込む。
2. フライパンに**油大1**を熱し、**1**を火が通るまで焼く。

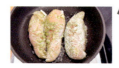

POINT! 肉に調味料をもみ込んでからじっくり加熱して。

PART 02 肉のやせおかず・鶏ささみ

No.034 ささみのチーズ焼き 🍞トースター

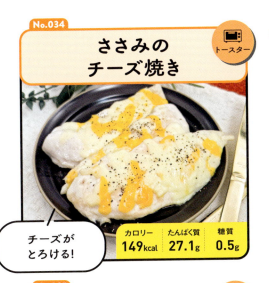

チーズがとろける！

カロリー	たんぱく質	糖質
149kcal	27.1g	0.5g

2人分

1. まな板に鶏ささみ3本200gを並べ、ラップをかけて麺棒で5mm厚さにのばす。
2. 天板にアルミ箔を敷いて1を並べ、塩こしょう適量をふる。ピザ用チーズ30gを散らし、トースターで5分焼く。黒こしょう適量をふる。

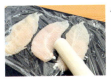

POINT! 薄くのばすことで、トースター加熱でも中まで火が通る。

No.035 ささみきゅうり 📺レンジ

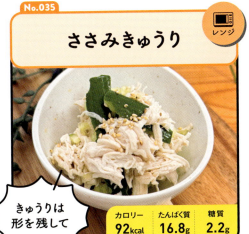

きゅうりは形を残して

カロリー	たんぱく質	糖質
92kcal	16.8g	2.2g

2人分

1. 容器に鶏ささみ2本130g(フォークで数か所刺す)、酒大2を入れてもみ込む。
2. ラップをして3分チン。汁気をきってフォークでほぐす。
3. 袋にきゅうり1本を入れ、麺棒でたたく。
4. 2、3、鶏ガラの素大1/2、おろしにんにく小1/2をあえる。白ごま適量をふる。

 ささみを加熱する間にきゅうりをたたけば、時短に。

No.036 ささみとたたき長いものポン酢あえ 📺レンジ

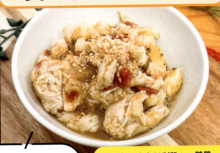

長いもの食感と粘り気が美味！

カロリー	たんぱく質	糖質
86kcal	9.7g	8.7g

2人分

1. 容器に鶏ささみ1本70g(フォークで数か所刺す)、酒大1を入れてもみ込む。
2. ラップをして1分半チン。汁気をきってフォークでほぐす。
3. 袋に長いも100gを入れ、麺棒でたたく。
4. 2、3、梅干し1個(種を取ってほぐす)、ポン酢大2、ラカント大1/2、ラー油適量をあえる。白ごま適量をふる。

 ささみを加熱する間に長いもをたたけば、時短に。

やる気TIPS

生のままでも食べられる長いも。加熱すると印象がガラリと変わります。

PART 02 肉のやせおかず・豚ロース薄切り肉

No.037 豚ロースでえのもやポン酢

[レンジ]

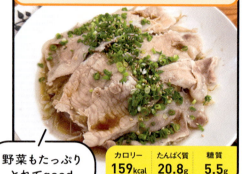

野菜もたっぷりとれてgood

カロリー	たんぱく質	糖質
159kcal	20.8g	5.5g

2人分

1. 耐熱皿にもやし1袋、えのき½株(ほぐす)、豚ロース薄切り肉150gを順に広げる。
2. 全体に酒大2を回しかけ、ラップをして7分チン。ポン酢適量をかけ、刻みねぎ・白ごま各適量をかける。

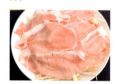

POINT! 豚肉を最後にのせることで肉のうまみが野菜にしみ込む。

No.038 無水味噌豚あえ

[レンジ]

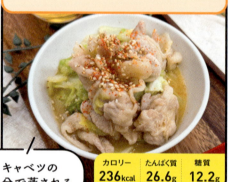

キャベツの水分で蒸される

カロリー	たんぱく質	糖質
236kcal	26.6g	12.2g

2人分

1. 袋に豚ロース薄切り肉200g、酒・味噌各大2、みりん・ラカント各大1を入れてもみ混ぜる。
2. 耐熱ボウルにキャベツ¼個(ちぎる)を広げて1をほぐしてのせ、ラップをして3分チン。
3. 混ぜて再び3分チン。一味唐辛子・白ごま各適量をふる。

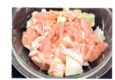

POINT! 豚肉をボウルに入れるときは重ならないように1枚ずつ広げて。

No.039 豚巻きレタス

[フライパン]

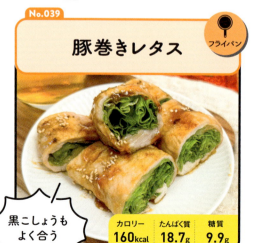

黒こしょうもよく合う

カロリー	たんぱく質	糖質
160kcal	18.7g	9.9g

2人分

1. まな板に豚ロース薄切り肉150gを広げ、レタス2～3枚をのせて巻く。
2. フライパンに1を入れて片栗粉大1をまぶし、巻き終わりを下にして焼く。
3. 火が通ったら弱火にし、醤油大2、みりん・ラカント各大1、おろしにんにく小½を加えて軽く煮詰める。一口大に切り、白ごま適量をふる。

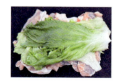

POINT! 肉を少しずつ重ねて並べレタスをのせ、棒状に巻く。

PART 02 肉のやせおかず・豚ロース薄切り肉

No.040 豚巻きえのきの甘辛醤油焼き（フライパン）

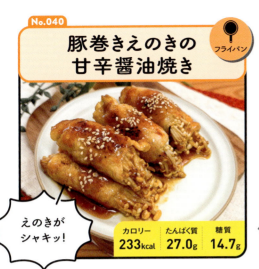

えのきがシャキッ！

カロリー 233kcal　たんぱく質 27.0g　糖質 14.7g

2人分

A　醤油大2、みりん・ラカント各大1、コチュジャン小1、おろしにんにく・おろししょうが各小1/2

1. まな板に豚ロース薄切り肉200gを1枚ずつ広げ、えのき1株（ほぐす）をのせて巻く。
2. フライパンに1を入れて片栗粉大1をまぶし、巻き終わりを下にして焼く。
3. 火が通ったら弱火にし、Aを加えて軽く煮詰める。白ごま適量をふる。

POINT! えのきがバラバラにならないようにきつめに巻く。

No.041 豚ロースのくるくるチャーシュー（フライパン）

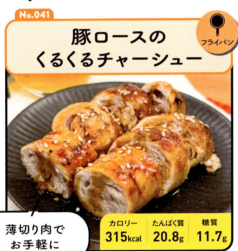

薄切り肉でお手軽に

カロリー 315kcal　たんぱく質 20.8g　糖質 11.7g

2人分

1. 豚ロース薄切り肉200gを1枚ずつずらして重ね、くるくる巻く。
2. フライパンに1を入れて片栗粉大1/2をまぶし、巻き終わりを下にして焼く。全面に焼き色をつけたら水大1を加えてふたをする。
3. 火が通ったら弱火にし、醤油・みりん各大2、ラカント大1、おろしにんにく小1/2を加えて軽く煮詰める。一口大に切り、白ごま適量をふる。

POINT! 最初に巻き終わりを下にして焼くとはがれにくくなる。

No.042 肉巻き高野豆腐（フライパン）

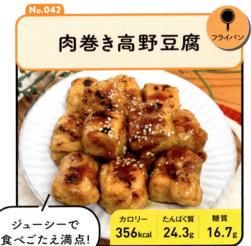

ジューシーで食べごたえ満点！

カロリー 356kcal　たんぱく質 24.3g　糖質 16.7g

2人分

1. 豚ロース薄切り肉12枚150gで高野豆腐2枚33g（水で戻して水気をきり、12等分に切る）を包む。
2. フライパンに1を入れて片栗粉大2をまぶし、巻き終わりを下にして焼く。
3. 火が通ったら弱火にし、醤油・みりん各大2、ラカント大1、おろししょうが1/2を加えて軽く煮詰める。白ごま適量をふる。

POINT! 肉1枚で高野豆腐1切れを包む。焼き色をつけると美味。

やる気TIPS

こんがり焦げ目をつければ、油不使用でも満足感を得やすくなります。

PART 02 肉のやせおかず・豚ロース薄切り肉

No.043 豚巻き野菜のスタミナディップ（フライパン）

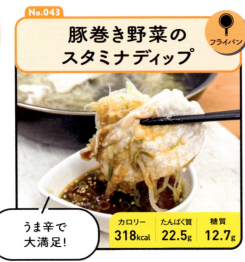

うま辛で大満足！

カロリー 318kcal／たんぱく質 22.5g／糖質 12.7g

2人分

A　焼き肉のたれ・水各大2、ポン酢大1、コチュジャン小1、おろしにんにく小½、白ごま・刻みねぎ各適量

1. フライパンに水200mlと麺つゆ大2を入れて混ぜる。
2. キャベツ100g(せん切り)ともやし100gを加え、ふたをして野菜がくたっとするまで蒸す。
3. 2に豚ロース薄切り肉200gを1枚ずつくぐらせて火を通し、野菜を巻いて、混ぜたAにつけて食べる。

POINT! 野菜を加熱している間にたれを作っておけばスムーズ。

No.044 豚巻きせん切りキャベツ（レンジ）

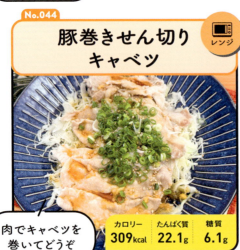

肉でキャベツを巻いてどうぞ

カロリー 309kcal／たんぱく質 22.1g／糖質 6.1g

2人分

A　醤油・酢各大2、ラカント大1、鶏ガラの素大½、おろしにんにく・おろししょうが各小½

1. 耐熱皿にキャベツ150g(せん切り)、豚ロース薄切り肉200gを順に広げ、酒大3を回しかける。
2. ラップをして5分チン。混ぜたAをかけ、刻みねぎ・白ごま各適量をのせる。

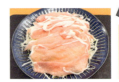

POINT! 耐熱の器を使えばレンチン後そのまま食卓に出せて時短に。

No.045 レンチンで冷しゃぶ（レンジ）

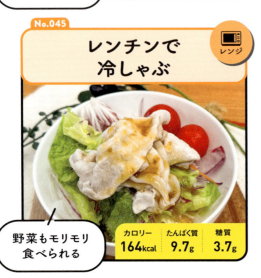

野菜もモリモリ食べられる

カロリー 164kcal／たんぱく質 9.7g／糖質 3.7g

2人分

1. 耐熱ボウルに水300ml、酒大3を入れて混ぜ、豚ロース薄切り肉100gを1枚ずつ加える。
2. ラップをして3分チンし、ざるに上げて水気をきる。
3. 器に好みのサラダ野菜約150g、2を入れ、好みのノンオイルドレッシング適量を回しかける。

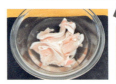

POINT! レンジ加熱後、豚肉に赤みがある場合は追加で少しずつ加熱を。

PART 02 肉のやせおかず・豚ロース薄切り肉・豚ロースステーキ肉

No.046 酢豚風
フライパン

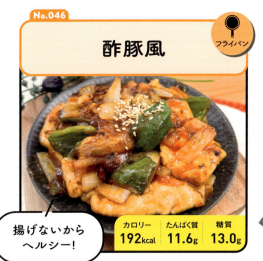

揚げないからヘルシー！

カロリー	たんぱく質	糖質
192kcal	11.6g	13.0g

2人分

A｜水大4、ケチャップ・酢・ラカント各大2、醤油大1、鶏ガラの素・片栗粉各大½、おろしにんにく小½

1. 袋に豚ロース薄切り肉100g、片栗粉大½を入れてふり、全体にまぶす。
2. フライパンで玉ねぎ½個、ピーマン1個(ともに乱切り)をサッと焼き、1を加えてさらに焼く。
3. 火が通ったら弱火にし、混ぜたAを加えて軽く煮詰める。白ごま適量をふる。

POINT! 肉はかたくならないように、野菜を軽く炒めてから加える。

No.047 とんてき
フライパン

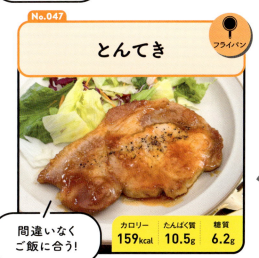

間違いなくご飯に合う！

カロリー	たんぱく質	糖質
159kcal	10.5g	6.2g

2人分

A｜醤油・みりん・ラカント各大1、ケチャップ大½、おろしにんにく・おろししょうが各小½

1. フライパンに豚ロースステーキ肉1枚100gを入れて両面をサッと焼く。
2. 弱火にし、混ぜたAを加えて軽く煮詰める。黒こしょう適量をふる。

POINT! 豚肉の両面に焼き色をつけたら、調味料を加えて。

No.048 豚ロースのねぎ味噌焼き
フライパン

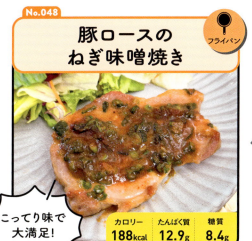

こってり味で大満足！

カロリー	たんぱく質	糖質
188kcal	12.9g	8.4g

2人分

A｜刻みねぎ大3、味噌大2、醤油・みりん・ラカント各大1

1. フライパンに豚ロースステーキ肉1枚100gを入れて両面をサッと焼く。
2. 弱火にし、混ぜたAを加えて軽く煮詰める。

POINT! 味噌が焦げつかないよう、煮詰めすぎないように。

やる気TIPS
肉料理や魚料理にもできるだけ野菜をプラスすると、栄養価がアップ。

PART 02 肉のやせおかず・豚ロースステーキ肉・豚こま肉

No.049 豚肉のポン酢さっぱり焼き
フライパン

2人分

A ポン酢大2、ラカント大1、醤油・酢・酒各大½、おろしにんにく小½

1. フライパンに**豚ロースステーキ肉1枚100g**を入れて両面をサッと焼く。
2. 弱火にし、混ぜた**A**を加えて軽く煮詰める。**刻みねぎ適量**をかける。

POINT! 刻みねぎはたっぷりめがおすすめ。

酸味が心地よい

カロリー	たんぱく質	糖質
141kcal	10.6g	2.7g

No.050 マスタードステーキ
フライパン

2人分

1. フライパンに**豚ロースステーキ肉1枚100g**を入れて両面をサッと焼く。
2. 弱火にし、**粒マスタード大2、醤油・みりん各大1、ラカント大½**を加えて軽く煮詰める。

POINT! 調味料は混ぜ合わせてから加えると肉になじみやすい。

ご飯もすすむ洋風味

カロリー	たんぱく質	糖質
187kcal	11.5g	6.6g

No.051 ピリ辛豚こまもやし炒め
フライパン

2人分

1. フライパンで**豚こま肉100g**をサッと炒め、**もやし1袋200g**、**ニラ½束**(食べやすく切る)を加えて炒め合わせる。
2. **鶏ガラの素大1、コチュジャン大½**を加え、全体を混ぜる。

POINT! 野菜は食感が残るくらいにサッと手早く炒めて。

コチュジャンをきかせて

カロリー	たんぱく質	糖質
156kcal	12.1g	3.6g

PART 02 肉のやせおかず・豚こま肉

No.052 ワンパンで豚こましょうが焼き風 フライパン

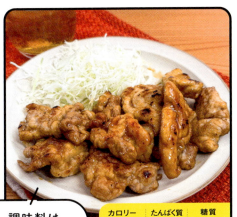

調味料は黄金比で！

カロリー 301kcal　たんぱく質 19.9g　糖質 10.2g

2人分

A 醤油・酒各大2、みりん大1、ラカント・おろししょうが各大½

1. フライパンに豚こま肉200gを入れて片栗粉大1をまぶし、炒める。
2. 火が通ったら弱火にし、Aを加えて軽く煮詰める。

POINT! 片栗粉をまぶすとたれにとろみが出る。好みでせん切りキャベツを添えて。

No.053 ルーローハン風 フライパン

気分は台湾！

カロリー 269kcal　たんぱく質 19.8g　糖質 3.5g

2人分

A 水大4、醤油・酒・ラカント各大2、酢大½、おろしにんにく・おろししょうが各小1

フライパンに豚こま肉200gとAを入れて混ぜ、火が通るまで煮る。ご飯適量にのせる。

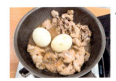

POINT! ゆで卵を加えて一緒に加熱すれば、即席煮卵が作れる。

No.054 ぷるっぷる水晶豚 鍋

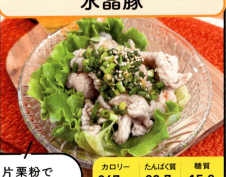

片栗粉でぷるっと食感

カロリー 367kcal　たんぱく質 20.7g　糖質 15.0g

2人分

A 刻みねぎ・醤油・酢各大3、ごま油・ラカント各大1、おろしにんにく・おろししょうが各小½

1. 袋に豚こま肉200g、片栗粉大3を入れてふり、全体にまぶす。
2. 鍋にたっぷりの湯を沸かし、1をさっとゆでる。冷水でシメて水気をきる。
3. 器に盛り、混ぜたAを回しかける。白ごま適量をかける。

POINT! 湯を沸かす間に、肉に片栗粉をまぶしてたれを作っておくとスムーズ。

やる気TIPS
豚肉にはいろいろな部位がありますが、バラは脂質が多いので注意。

49

PART 02 肉のやせおかず・豚ヒレかたまり肉

No.055 炊飯器でトマト煮込み風

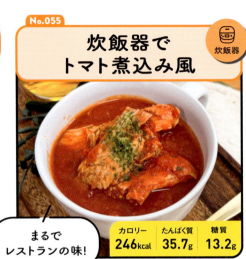

まるでレストランの味!

カロリー 246kcal ／ たんぱく質 35.7g ／ 糖質 13.2g

2人分

1. 炊飯釜に**カットトマト缶1個400g**、顆粒コンソメ大2、ソース大1、ラカント大1/2、おろしにんにく小1を入れて混ぜ、**豚ヒレかたまり肉300g**（フォークで数か所刺す）を加えて通常炊飯。
2. 豚肉の上下を返して10分以上保温する。豚肉をへらでほぐし、ドライパセリ適量をふる。

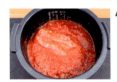

POINT! 炊き上がったあと、上下を返して保温することで全体に熱が入る。

No.056 炊飯器で豚ヒレチャーシュー

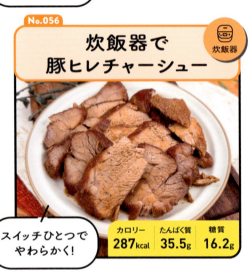

スイッチひとつでやわらかく!

カロリー 287kcal ／ たんぱく質 35.5g ／ 糖質 16.2g

2人分

A　醤油・酒・みりん各大3、ラカント大1、おろしにんにく小1

1. 炊飯釜に**A**を入れて混ぜ、**豚ヒレかたまり肉300g**（フォークで数か所刺す）を加えて通常炊飯。
2. 豚肉の上下を返し、10分以上保温する。食べやすく切る。

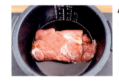

POINT! 豚肉の上下を返すタイミングでゆで卵を加えると煮卵が作れる。

No.057 豚ヒレ肉でポッサム風

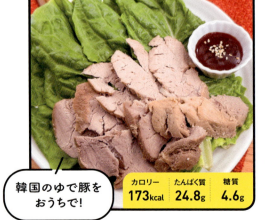

韓国のゆで豚をおうちで!

カロリー 173kcal ／ たんぱく質 24.8g ／ 糖質 4.6g

2人分

A　水150ml、醤油・酒各大3、鶏ガラの素大1、おろしにんにく・おろししょうが各小1

炊飯釜に**A**を入れて混ぜ、**豚ヒレかたまり肉200g**（フォークで数か所刺す）を加えて通常炊飯。食べやすく切る。

POINT! 好みでサンチュなど葉野菜に包み、コチュジャンをつけて食べて。

PART 02 肉のやせおかず・豚ヒレかたまり肉

No.058 ポークチャップ 🍳フライパン

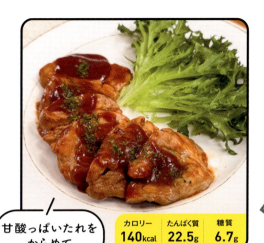

甘酸っぱいたれをからめて

カロリー	たんぱく質	糖質
140kcal	22.5g	6.7g

2人分

1. フライパンで**豚ヒレかたまり肉200g**（1cm幅に切る）を焼く。
2. 火が通ったら弱火にし、**ケチャップ大2、ソース・酢各大1、ラカント大1/2**を加えて軽く煮詰める。**青のり適量**をふる。

POINT! 調味料は混ぜておくとよい。青のりの代わりにパセリをふっても。

No.059 豚ヒレ肉で照り焼きステーキ風 🍳フライパン

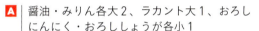

甘辛だれがてりってり！

カロリー	たんぱく質	糖質
196kcal	23.7g	14.3g

2人分

A 醤油・みりん各大2、ラカント大1、おろしにんにく・おろししょうが各小1

1. フライパンに**豚ヒレかたまり肉200g**（1cm幅に切る）を入れて**片栗粉大1**をまぶし、焼く。
2. 火が通ったら弱火にし、**A**を加えて軽く煮詰める。**黒こしょう適量**をふる。

POINT! 片栗粉をまぶすとたれがからむ。黒こしょうはたっぷりめが◎。

No.060 豚ヒレ肉でピカタ 🍳フライパン

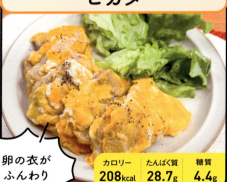

卵の衣がふんわり

カロリー	たんぱく質	糖質
208kcal	28.7g	4.4g

2人分

1. フライパンで**豚ヒレかたまり肉200g**（1cm幅に切る）をサッと焼き、火が通ったら火を止めて**小麦粉大1**をまぶす。
2. ボウルに**卵2個**を割りほぐし、**おろしにんにく小1/2**を加えて混ぜる。**1**を加えてからめる。
3. フライパンに**2**を戻し、弱〜中火でじっくり焼き、**塩こしょう小1、黒こしょう適量**をふる。

POINT! 小麦粉をまぶした肉を卵液にくぐらせたら、じっくり焼いて。

やる気TIPS
豚肉の部位の中で脂質が少ないのはヒレやもも。積極的に活用しましょう。

PART 02 肉のやせおかず・牛こま肉

No.061 炊飯器で牛こま肉豆腐

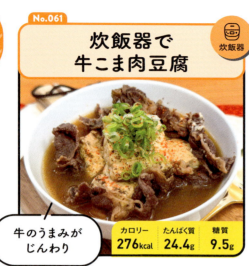

牛のうまみがじんわり

カロリー	たんぱく質	糖質
276kcal	24.4g	9.5g

2人分

炊飯釜に水・麺つゆ各100mℓ、醤油・ラカント各大2を入れて混ぜ、焼き豆腐300g（食べやすく切る）を加え、牛こま肉100gをほぐしながら加えて通常炊飯。刻みねぎ・一味唐辛子各適量をふる。

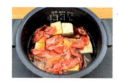

POINT! 加熱ムラを防ぐため牛肉は1枚ずつ広げて加える。

No.062 牛こま肉でチンジャオロース風

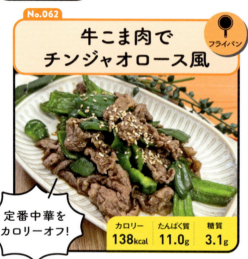

定番中華をカロリーオフ！

カロリー	たんぱく質	糖質
138kcal	11.0g	3.1g

2人分

A 酒大2、醤油大1、鶏ガラの素大½、ラカント小1、おろしにんにく・おろししょうが各小½

1 ピーマン2個は手で割ってヘタと種を取り、食べやすい大きさにちぎる。

2 フライパンで牛こま肉100gと1をサッと炒める。

3 混ぜたAを加え、からめながら炒める。白ごま適量をふる。

POINT! ピーマンは手でちぎれば、包丁＆まな板不要。味しみもよくなる。

No.063 ヘルシーチャプチェ

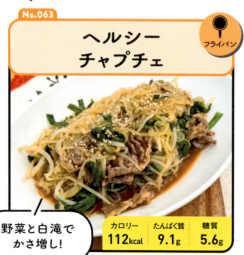

野菜と白滝でかさ増し！

カロリー	たんぱく質	糖質
112kcal	9.1g	5.6g

2人分

A 醤油大3、鶏ガラの素・ラカント各大1、コチュジャン大½、おろしにんにく小½

1 フライパンで牛こま肉50g、白滝1パック200g（食べやすく切る）をサッと炒める。

2 火が通ったらニラ½束（食べやすく切る）、もやし½袋、Aを加えて炒め合わせる。白ごま適量をふる。

POINT! 白滝とニラは調理バサミで切りながらフライパンに加えるとラク。

PART 02 肉のやせおかず・牛こま肉

No.064 牛肉の高野豆腐巻き 🍳フライパン

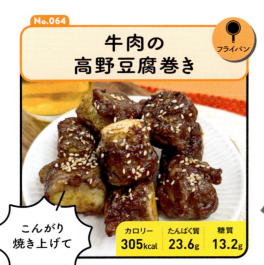

こんがり焼き上げて

2人分

Ⓐ 醤油・酒・みりん・ラカント各大1、おろしにんにく小½

1. 牛こま肉150gで高野豆腐2枚33g(水で戻して水気をきり、1枚を6等分に切る)を包む。
2. フライパンに1を入れて片栗粉大2をまぶし、巻き終わりを下にして焼く。
3. 全面に焼き色をつけたら弱火にし、Ⓐを加えて軽く煮詰める。白ごま適量をふる。

POINT! 牛こま肉で包めるように高野豆腐は小さめに切って。

カロリー	たんぱく質	糖質
305kcal	23.6g	13.2g

No.065 レンジで牛しぐれ煮風 📟レンジ

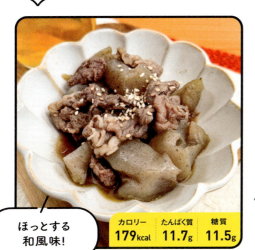

ほっとする和風味!

2人分

Ⓐ 麺つゆ・醤油・みりん・ラカント各大2、おろししょうが大½

容器にこんにゃく1枚200g(食べやすくちぎる)、牛こま肉100g、Ⓐを入れて混ぜる。ラップをして4分チン。白ごま適量をふる。

POINT! こんにゃくは手でちぎると味がしみやすくなる。

カロリー	たんぱく質	糖質
179kcal	11.7g	11.5g

No.066 肉巻きレタスのウマいやつ 📟レンジ

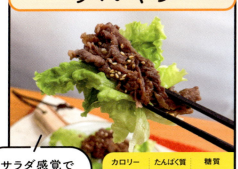

サラダ感覚でどうぞ

2人分

Ⓐ 酒大2、醤油・みりん・ラカント各大1、コチュジャン小1、おろしにんにく小½

1. 容器に牛こま肉200gとⒶを入れて混ぜる。
2. ラップをして1分半チンし、混ぜて再び1分半チン。
3. 白ごま適量をふり、レタス適量に包んで食べる。

POINT! 1回チンしたあと、よく混ぜて味ムラや加熱ムラをなくして。

カロリー	たんぱく質	糖質
257kcal	20.2g	7.4g

やる気TIPS

ピーマンやキャベツなどの野菜は、手でちぎることで味しみがよくなります。

PART 02 肉のやせおかず・牛ステーキ肉・牛ももかたまり肉

No.067 ヘルシーソースステーキ

（フライパン）

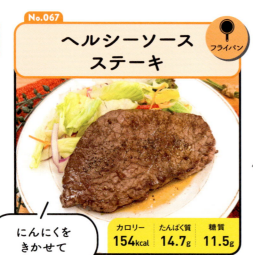

にんにくをきかせて

カロリー	たんぱく質	糖質
154kcal	14.7g	11.5g

2人分

A｜醤油・酒・みりん・酢・ラカント各大2、おろしにんにく小1

1. フライパンで**牛ステーキ肉(好みの部位)1枚**を焼く。
2. 混ぜた**A**を加えて軽く煮詰める。黒こしょう適量をふる。

POINT! ステーキ肉の焼き加減は好みで調整して。

No.068 炊飯器でズボラローストビーフ

（フライパン）（炊飯器）

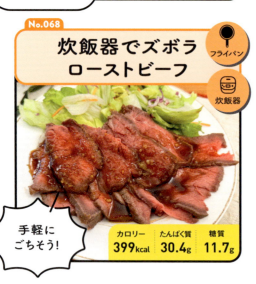

手軽にごちそう！

カロリー	たんぱく質	糖質
399kcal	30.4g	11.7g

2人分

1. フライパンで**牛ももかたまり肉300g**の表面に焼き目をつける。
2. 厚手の袋に**1**、塩こしょう・おろしにんにく各小1を入れてもみ込む。空気を抜いて袋の口を閉じる。
3. 炊飯釜に熱湯400mℓ、水200mℓ、**2**を入れ、皿などで重しをして1時間保温。
4. フライパンに醤油・みりん各大2、ラカント大1、おろしにんにく小1を入れて混ぜ、軽く煮詰める。食べやすく切った**3**に回しかける。

No.069 炊飯器で牛もも肉のトマト煮込み風

（炊飯器）

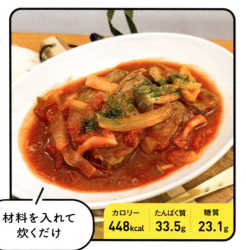

材料を入れて炊くだけ

カロリー	たんぱく質	糖質
448kcal	33.5g	23.1g

2人分

炊飯釜に**玉ねぎ½個**(薄切り)、**しめじ½株**(ほぐす)、**牛ももかたまり肉300g**(薄切り)、**カットトマト缶1個400g**、ケチャップ・ソース・顆粒コンソメ・ラカント各大2を入れて混ぜ、通常炊飯。

POINT! 牛肉はローストビーフのようなイメージで食べやすい薄切りに。好みでドライパセリを。

PART 02 肉のやせおかず・鶏ひき肉

No.070 無水白菜のえのき肉団子蒸し（レンジ）

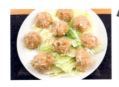

肉団子をえのきでかさ増し！

カロリー 252kcal ／ たんぱく質 20.7g ／ 糖質 12.7g

2人分

A　片栗粉大2、醤油大1、鶏ガラの素大½、おろしにんにく・おろししょうが各小½

1. 袋にえのき1株（細かく刻む）、**鶏ひき肉200g**、Aを入れてもみ混ぜる。
2. 耐熱皿に**白菜適量**をちぎって広げ、酒大1を回しかける。1を一口大に丸めて並べる。
3. ラップをして6分チン。黒こしょうをふる。

POINT! 肉団子を耐熱皿に並べるときは、くっつかないよう間隔をあけて。

No.071 やる気1％で豆腐つくねバーグ（レンジ）

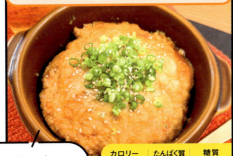

ふわふわの口あたり！

カロリー 238kcal ／ たんぱく質 18.2g ／ 糖質 14.4g

2人分

A　麺つゆ・醤油・みりん・ラカント各大1、おろしにんにく・おろししょうが各小½

1. 袋に**鶏ひき肉150g**、**絹ごし豆腐150g**、片栗粉大2を入れてもみ混ぜる。
2. 1を丸めて耐熱皿に入れ、混ぜたAを回しかける。ラップをして6分チン。**刻みねぎ・白ごま**各適量をふる。

POINT! 豆腐を加えるとヘルシーなだけではなく、ふわっと食感に。

No.072 鶏ひき肉でヘルシーキャベツ団子（レンジ）

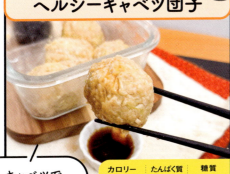

キャベツでボリュームアップ！

カロリー 222kcal ／ たんぱく質 15.1g ／ 糖質 12.4g

2人分

A　片栗粉大2、醤油大1、鶏ガラの素・ラカント各大½、ごま油・おろしにんにく・おろししょうが各小1

1. 耐熱ボウルに**キャベツ150g**（せん切り）を入れ、ラップをして2分チン。水気を絞る。
2. 袋に1、**鶏ひき肉150g**、Aを入れてもみ混ぜる。
3. 2を一口大に丸めて容器に並べ、酒大2を回しかける。ラップをして4分チン。

POINT! 酢醤油や練りからしをつけてどうぞ。

やる気TIPS

大豆製品でかさ増しすれば、ヘルシーにたんぱく質量をアップできます。

PART 02 肉のやせおかず・鶏ひき肉・牛ひき肉

No.073 皮なしソーセージ

レンジ / フライパン

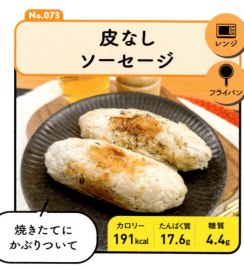

焼きたてにかぶりついて

カロリー 191kcal ／ たんぱく質 17.6g ／ 糖質 4.4g

2人分

A 片栗粉大1、レモン汁（または酢）・塩こしょう各小1、おろしにんにく・おろししょうが各小½

1. 袋に**鶏ひき肉200g**、**A**を入れてもみ混ぜる。
2. **1**を2等分にしてそれぞれラップで包み、両端をしっかりねじる。耐熱皿に並べ、3分チン。食べる直前にフライパンで焼く。

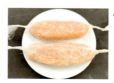

POINT! ラップに包んで成形。レンチン後フライパンで焼き目をつけて。

No.074 ヘルシーハンバーグ

レンジ

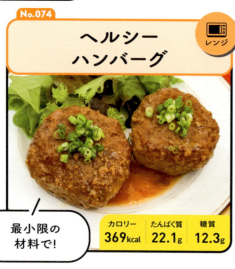

最小限の材料で!

カロリー 369kcal ／ たんぱく質 22.1g ／ 糖質 12.3g

2人分

1. 袋に**牛ひき肉200g**、**卵1個**、パン粉大2、塩こしょう・ラカント各小1を入れてもみ混ぜる。
2. 容器に醤油・みりん・酒各大2、ラカント大1を入れて混ぜ合わせる。
3. **1**を2等分にして小判形にまとめ、**2**に加えてからめる。ラップをして3分チン。上下を返して再び3分チン。**刻みねぎ**適量をかける。

POINT! 肉だねにたれをからめてレンジ加熱すれば、ソースいらず。

No.075 牛ひき肉でコロコロステーキ風

フライパン

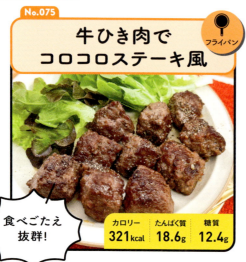

食べごたえ抜群!

カロリー 321kcal ／ たんぱく質 18.6g ／ 糖質 12.4g

2人分

1. 袋に**牛ひき肉200g**、塩こしょう小½、片栗粉大½を入れてもみ混ぜる。
2. フライパンに**1**を入れて2cm厚さにのばし、へらなどで2cm角に切り分けて焼く。
3. 火が通ったら弱火にし、醤油・みりん各大2、ラカント大1、おろしにんにく小1を加えて軽く煮詰める。

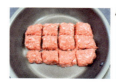

POINT! ひき肉を切り分けてサイコロ状に。好みで黒こしょうをふっても。

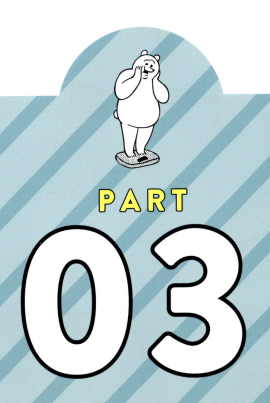

PART 03

栄養豊富で良質なたんぱく源!
魚のやせおかず

魚はたんぱく質が多いうえに、血液をサラサラにする
DHAやEPAなどの栄養も豊富です。
肉に偏らず、魚もバランスよく食べるのがベスト。
焼くだけでもおいしく、意外と調理もラクちんです。
ボリュームが欲しいときは野菜でかさ増しを。

PART 03 魚のやせおかず・鮭

No.076 きのこと鮭のホイル焼き
（トースター）

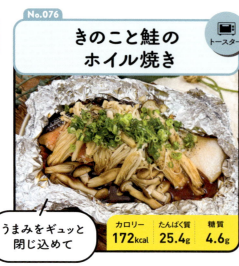

うまみをギュッと閉じ込めて

カロリー 172kcal ／ たんぱく質 25.4g ／ 糖質 4.6g

1人分

1. アルミ箔に鮭1切れ、しめじ¼株25g(ほぐす)、えのき¼株(食べやすく切る)を順にのせ、醤油・酒各大1を回しかけて包む。
2. トースターで6分焼き、ポン酢適量をかける。

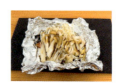

POINT! きのこをかぶせて鮭にうまみを移す。好みで刻みねぎや黒こしょうを。

No.077 キャベツと鮭の甘味噌蒸し
（レンジ）

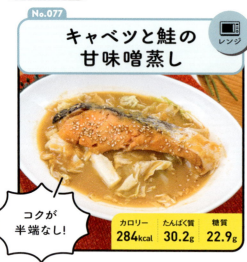

コクが半端なし！

カロリー 284kcal ／ たんぱく質 30.2g ／ 糖質 22.9g

1人分

1. 耐熱皿にキャベツ¼個(ちぎる)を広げ、鮭1切れをのせる。
2. 混ぜ合わせた味噌大2、麺つゆ・みりん・ラカント各大1を回しかけ、ラップをして5分チン。

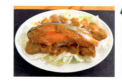

POINT! 鮭はキャベツの水分で蒸してふっくら仕上げる。好みで白ごまをふって。

No.078 ヘルシー鮭照り
（フライパン）

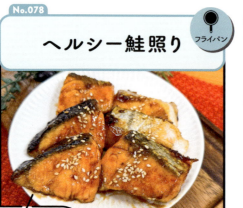

お弁当にも重宝します

カロリー 170kcal ／ たんぱく質 22.7g ／ 糖質 6.8g

2人分

1. フライパンに鮭2切れ(3等分に切る)を入れて片栗粉大½をまぶし、酒大2を回しかけ、両面を焼いて火を通す。
2. 醤油・みりん・ラカント各大1を加えて弱火にし、軽く煮詰める。

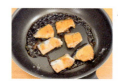

POINT! 鮭は調理バサミで切るとラク。調味料を加えたら弱火に。好みで白ごまを。

No.079 鮭としめじの味噌マヨ焼き
🍳 トースター

1人分
1. アルミ箔に鮭1切れをおき、しめじ½株50g（ほぐす）をのせ、混ぜ合わせた味噌大2、マヨ・みりん各大1を回しかけて包む。
2. トースターで7分焼く。

POINT! 調味料は全体にかけると味がまんべんなくなじむ。好みで刻みねぎを。

💬 間違いない組み合わせ！

カロリー	たんぱく質	糖質
251kcal	26.4g	12.1g

No.080 鮭でジャーマンポテト風
🍳 レンジ／フライパン

1人分
1. 容器にじゃがいも2個200g（乱切り）、水大2を入れ、ラップをして5分チン。
2. フライパンに鮭1切れ（3等分に切る）、1を入れ、顆粒コンソメ大½を加えてサッと炒める。

POINT! チンしたじゃがいもを炒めて香ばしい焼き色をつける。好みでパセリを。

💬 調味料はコンソメのみ！

カロリー	たんぱく質	糖質
235kcal	26.2g	14.0g

No.081 サーモンレアステーキ
🍳 フライパン

2人分
- **A** 醤油・みりん・レモン汁各大1、ラカント大½、練りわさび小½
1. フライパンにサーモン（刺身用）150gを入れてオリーブ油小1を回しかけ、サッと焼いて取り出し、食べやすい大きさに切る。
2. 1のフライパンにAを入れて煮詰め、サーモンに回しかける。

POINT! サーモンはレアに仕上げたいので、表面の色が変わればOK！

💬 サーモンの脂は味方♡

カロリー	たんぱく質	糖質
219kcal	15.5g	5.8g

PART 03 魚のやせおかず・鮭、サーモン

やる気TIPS 赤く見える鮭はじつは白身魚。いろいろな味に合わせやすく、野菜とも好相性。

PART 03 魚のやせおかず・サーモン、マグロ

No.082 サーモンポキ

1人分

A 醤油・焼き肉のたれ・レモン汁・ラカント各大½、コチュジャン小1

ボウルに**サーモン(刺身用)100g**(2cmの角切り)、**アボカド½個**(2cmの角切り)、**A**を入れて混ぜる。

POINT! よく混ぜて味をなじませる。好みで白ごまをふってもおいしい。

ほどよくピリコクなたれが美味

カロリー	たんぱく質	糖質
364kcal	22.3g	8.1g

No.083 ねぎ塩サーモンユッケ風

1人分

1. 容器に**刻みねぎ大3**、鶏ガラの素・酢各大½、ラカント・おろしにんにく各小½を入れて混ぜ合わせる。
2. **サーモン(刺身用)100g**(食べやすい大きさに切る)を加えてあえる。

POINT! サーモンは刺身用の切り身でもOK。切る手間を省ける。

ペロリといっちゃう!

カロリー	たんぱく質	糖質
246kcal	20.5g	2.3g

No.084 マグロのねぎ塩レアステーキ フライパン

2人分

1. フライパンに**マグロ(刺身用)150g**を入れ、酒大2を回しかけてサッと焼き、食べやすい大きさに切る。
2. **刻みねぎ大3**、レモン汁大1、鶏ガラの素大½、ラカント・おろしにんにく各小½を混ぜ合わせて1にかける。

POINT! マグロは表面の色が変わればOK。好みで黒こしょうをふって。

霜降りにしておいしさ底上げ

カロリー	たんぱく質	糖質
112kcal	19.6g	2.6g

PART 03 魚のやせおかず・びんちょうマグロ

No.085 びんちょうマグロのガーリックピカタ風 （フライパン）

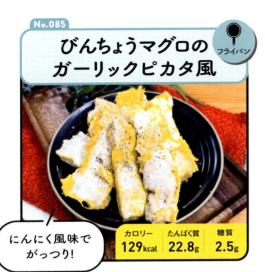

にんにく風味でがっつり！

2人分

1 フライパンにびんちょうマグロまたはめかじき150g（一口大に切る）を入れ、小麦粉小1、塩こしょう小½をまぶす。

2 卵1個、おろしにんにく小1を混ぜ合わせ、1に加えてからめ、じっくり焼く。

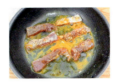

POINT! 残った卵液はそのままスクランブルエッグにして。好みで黒こしょうを。

カロリー	たんぱく質	糖質
129kcal	22.8g	2.5g

No.086 びんちょうマグロの角煮風 （レンジ）

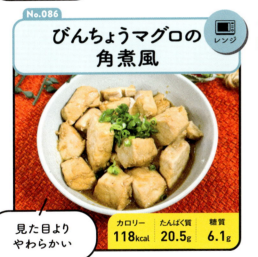

見た目よりやわらかい

2人分

A 水・麺つゆ・醤油・みりん・ラカント各大1、おろししょうが小1

容器にびんちょうマグロまたはめかじき150g（2cmの角切り）、Aを入れて混ぜ、ラップをして3分チン。

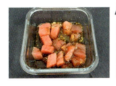

POINT! 調味料をマグロによくからめてから加熱して。好みで刻みねぎをふっても。

カロリー	たんぱく質	糖質
118kcal	20.5g	6.1g

No.087 びんちょうマグロのガーリックステーキ （フライパン）

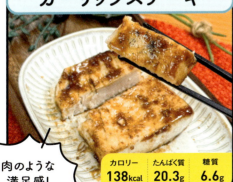

肉のような満足感！

2人分

A 醤油・みりん各大1、ラカント大½、塩こしょう・おろしにんにく各小½

1 びんちょうマグロまたはめかじき150gはフライパンに入れ、片栗粉小1をまぶす。

2 オリーブ油小1を回しかけて焼き、Aを加えて軽く煮詰める。

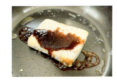

POINT! 切らずに焼いて食べごたえを出す。好みで黒こしょうをふって。

カロリー	たんぱく質	糖質
138kcal	20.3g	6.6g

やる気TIPS

かじき類の一種であるめかじきは、クセが少なく、やわらかな質感が特徴。

61

PART 03 魚のやせおかず・びんちょうマグロ

No.088 びんちょうマグロのワンパン照り焼き
フライパン

2人分

1. フライパンにびんちょうマグロまたはめかじき150gを入れ、酒大2を回しかけ、火が通るまで焼く。
2. 弱火にし、醤油・みりん・ラカント各大1、おろししょうが小½を加え、軽く煮詰める。

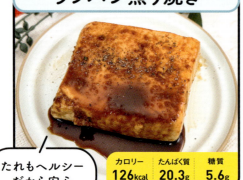

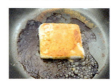

POINT! 焦げないように調味料を加える前に火を弱める。好みで黒こしょうを。

たれもヘルシーだから安心

カロリー	たんぱく質	糖質
126kcal	20.3g	5.6g

No.089 びんちょうマグロのマスタードソース焼き
フライパン

2人分

1. フライパンにびんちょうマグロまたはめかじき150gを入れて小麦粉小½をまぶし、さっと焼く。
2. 弱火にし、混ぜ合わせた粒マスタード大2、醤油・みりん各大1、ラカント大½を回しかけ、軽く煮詰める。

POINT! 調味料は混ぜておくと味がなじむ。加える前に火を弱めて。

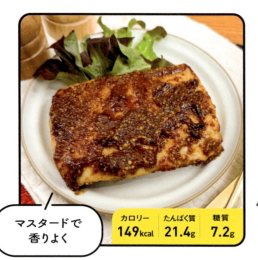

マスタードで香りよく

カロリー	たんぱく質	糖質
149kcal	21.4g	7.2g

No.090 びんちょうマグロのマヨソースソテー
フライパン

2人分

A マヨ大2、酢・醤油各大1、ラカント大½、練りわさび小1

フライパンにびんちょうマグロまたはめかじき150gを入れ、サッと焼いて**A**を回しかける。

POINT! びんちょうマグロは焼き色がつけばOK。黒こしょうをふっても合う。

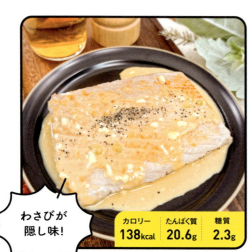

わさびが隠し味!

カロリー	たんぱく質	糖質
138kcal	20.6g	2.3g

PART 03 魚のやせおかず・ぶり

No.091 ぶりの照り焼き（フライパン）

1人分

1. フライパンにぶり1切れ150gを入れ、酒大2を回しかけて焼く。
2. 弱火にし、醤油・みりん各大2、ラカント大1、おろしにんにく小½を加えて軽く煮詰める。

POINT! 焦がさないように弱火で煮詰め、香ばしく仕上げる。好みで白ごまを。

輝く照りはおいしさの証明

カロリー	たんぱく質	糖質
478kcal	35.1g	21.1g

No.092 ぶりの煮つけ風（レンジ）

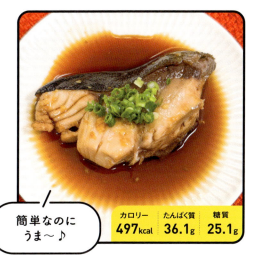

簡単なのにうま〜♪

1人分

A 水・麺つゆ・醤油・酒・みりん・ラカント各大2、おろししょうが大½

容器に **A** を入れて混ぜ、ぶり1切れ150gを浸してからめ、ラップをして3分チン。

POINT! チンする前に調味料にしっかりからめると味がなじむ。好みで刻みねぎを。

カロリー	たんぱく質	糖質
497kcal	36.1g	25.1g

No.093 ぶりの甘酢だれがけ（フライパン）

1人分

A 水大3、醤油・酢・みりん・ラカント各大1、おろしにんにく・おろししょうが各小½

フライパンにぶり1切れ150gを入れ、酒大2を回しかけて焼き、**A** を回しかける。

POINT! 調味料をよくからめて。好みで刻みねぎや白ごま、ラー油をかけても。

甘酸っぱいたれが最高

カロリー	たんぱく質	糖質
424kcal	33.7g	12.3g

やる気TIPS

イナダやハマチなど、成長にともない、呼び名が変わるぶりは別名「出世魚」。

PART 03 魚のやせおかず・ぶり

No.094 ぶりのさっぱりレモンソテー（フライパン）

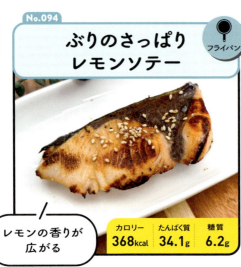

レモンの香りが広がる

カロリー 368kcal ／ たんぱく質 34.1g ／ 糖質 6.2g

1人分

1 フライパンにぶり1切れ150gを入れ、小麦粉小1、鶏ガラの素小½をまぶして焼く。

2 弱火にし、醤油・レモン汁各大1、ラカント大½、おろしにんにく小½を加えて軽く煮詰める。

POINT! 調味料を加える前に弱火にする。白ごまをふってもおいしい。

No.095 ぶりの醤油漬け焼き（フライパン）

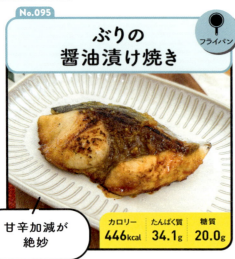

甘辛加減が絶妙

カロリー 446kcal ／ たんぱく質 34.1g ／ 糖質 20.0g

1人分

A みりん大2、醤油・麺つゆ・ラカント各大1、おろししょうが小1

1 袋にぶり1切れ150g、混ぜ合わせたAを入れてからめ、10分おく。

2 フライパンで火が通るまで焼く。

POINT! 調味料に漬けて味をしみ込ませる。かたくなるので焼きすぎに注意。

No.096 ぶりの甘味噌焼き（フライパン）

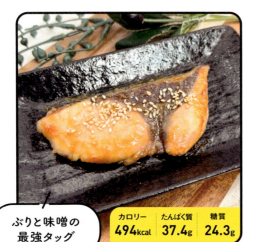

ぶりと味噌の最強タッグ

カロリー 494kcal ／ たんぱく質 37.4g ／ 糖質 24.3g

1人分

1 袋にぶり1切れ150g、混ぜ合わせたみりん大2、味噌・麺つゆ・ラカント各大1を入れてからめ、10分おく。

2 フライパンで火が通るまで焼く。

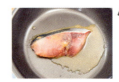

POINT! 調味料は軽くぬぐい、かたくなるので焼きすぎに注意。好みで白ごまを。

PART 03 魚のやせおかず・タラ

No.097 タラの甘酢あんかけ風

フライパン

1人分

A 醤油・酢・みりん・ラカント各大1、鶏ガラの素・おろししょうが各小½

フライパンにタラ1切れ100g（食べやすい大きさに切る）を入れ、片栗粉大½をまぶして焼く。弱火にし、**A**を加え、軽く煮詰める。

POINT! 軽く焼き色がついたら弱火にして調味料を加えて。好みで刻みねぎをふっても。

たれでおかず感アップ！

カロリー	たんぱく質	糖質
149kcal	19.1g	13.5g

No.098 タラのポン酢焼き

フライパン

1人分

フライパンにタラ1切れ100g（食べやすい大きさに切る）を入れ、小麦粉小1をまぶして焼く。ポン酢大2を回しかけ、軽く煮詰める。

POINT! 煮詰めながらポン酢をタラによくからめる。好みで刻みねぎを添えて。

シンプルイズザベスト！

カロリー	たんぱく質	糖質
100kcal	19.0g	5.5g

No.099 タラとたっぷり野菜のあんかけ

フライパン

1人分

A 水・麺つゆ各大3、醤油・みりん・酢各大1、ラカント大½

1 フライパンにタラ1切れ100g（食べやすい大きさに切る）を入れ、酒大1を回しかけて焼き、取り出す。

2 1のフライパンに長ねぎ10cm（斜め薄切り）、にんじん¼本（細切り）、えのき¼株（ほぐす）、**A**を入れて火が通るまで炒める。

3 弱火にして水溶き片栗粉（水大1、片栗粉大½）を加え、とろみがついたら1にかける。

POINT! 水溶き片栗粉は弱火にして加えるとだまにならない。刻みねぎや白ごまをかけても。

食物繊維もしっかりとれる

カロリー	たんぱく質	糖質
221kcal	21.9g	24.1g

やる気TIPS 淡泊な味わいのタラ。鍋のイメージですが、焼き物や洋風味にしても◎。

PART 03 魚のやせおかず・タラ

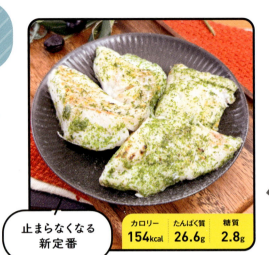

止まらなくなる新定番

カロリー	たんぱく質	糖質
154kcal	26.6g	2.8g

No.100 タラの磯辺焼き風 フライパン

1人分

1. 袋に**タラ150g**(食べやすい大きさに切る)、片栗粉小1、青のり・塩各小½を入れてなじませる。
2. 油小1を熱したフライパンに1を入れて両面を焼く。

POINT! 少量の油でほんのり焼き色がつくまで焼けばOK。

No.101 タラのねぎ味噌マヨ焼き トースター

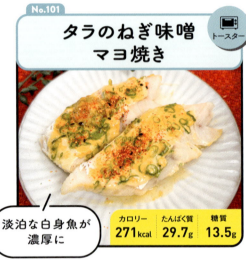

淡泊な白身魚が濃厚に

カロリー	たんぱく質	糖質
271kcal	29.7g	13.5g

1人分

1. 刻みねぎ大2、マヨ大2、みりん・味噌各大1、おろしにんにく小½を混ぜ合わせる。
2. アルミ箔に**タラ150g**をのせて1をかけ、トースターで7分焼く。

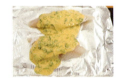

POINT! たれをかけたらよくからめて焼く。仕上げに七味をふってもおいしい。

No.102 タラのみぞれ煮風 フライパン

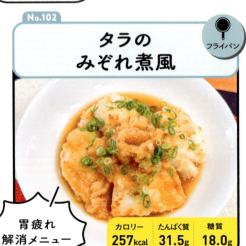

胃疲れ解消メニュー

カロリー	たんぱく質	糖質
257kcal	31.5g	18.0g

1人分

1. **タラ150g**(食べやすい大きさに切る)はフライパンに入れ、小麦粉小1をまぶしてオリーブ油小1を回しかけ、焼く。
2. 弱火にして**大根おろし150g**、麺つゆ大3、ポン酢大2、醤油大1、おろししょうが小1を加え、軽く煮詰める。

POINT! 大根おろしと調味料を加える前に弱火にする。刻みねぎをふっても。

PART 03 魚のやせおかず・いわし

No.103 いわしのしょうが煮風 [レンジ]

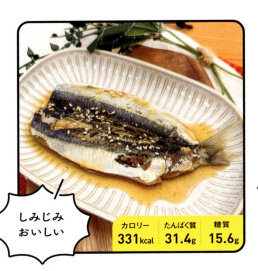

しみじみおいしい

カロリー	たんぱく質	糖質
331kcal	31.4g	15.6g

1人分

A 水大5、麺つゆ大3、醤油・みりん・酒・ラカント・おろししょうが各大1

容器にいわし150g(内臓や頭を取って開いたもの)、**A**を入れて混ぜる。ラップをして3分チン。

POINT! いわしは調味料にしっかり浸してからチンする。白ごまをふっても。

No.104 いわしの梅かつお煮 [レンジ]

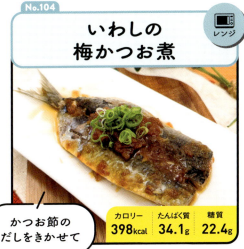

かつお節のだしをきかせて

カロリー	たんぱく質	糖質
398kcal	34.1g	22.4g

1人分

A 酒・みりん・醤油各大2、おろししょうが大1、酢・ラカント各大½

1 容器にいわし150g(内臓や頭を取って開いたもの)、梅干し2個(種を取ってほぐす)、かつお節1パック1.5g、**A**を入れて混ぜる。

2 ラップをして3分チン。

POINT! 梅干しとかつお節はまんべんなく散らすと味がなじむ。刻みねぎをかけても。

No.105 いわしで蒲焼風 [フライパン]

甘辛いたれがご飯に合う

カロリー	たんぱく質	糖質
359kcal	31.9g	20.9g

1人分

1 フライパンにいわし150g(内臓や頭を取って開いたもの)を入れ、小麦粉小1をまぶして焼く。

2 混ぜ合わせた醤油・みりん・ラカント各大2を回しかけ、軽く煮詰める。

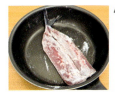

POINT! 小麦粉をまぶすと調味料がよくからむ。好みで食べやすく切ってご飯にのせ、刻みねぎや白ごまを。

やる気TIPS

いわしは青魚の一種。身がやわらかいため、手開きでも下処理ができます。

PART 03 魚のやせおかず・いわし、あじ

No.106 いわしの南蛮漬け風
フライパン

揚げずに簡単！

カロリー 400kcal ／ たんぱく質 37.1g ／ 糖質 27.2g

1人分

A 醤油・麺つゆ・酢各大3、ラカント大1、おろししょうが大½

1. いわし150g（内臓や頭を取って開き、食べやすい大きさに切る）に片栗粉小1をまぶす。
2. フライパンににんじん½本（細切り）、玉ねぎ½個（薄切り）、ピーマン1個（細切り）を入れて炒める。火が通ったら1を加えて焼き、弱火にし、Aを加えて軽く煮詰める。

POINT! 焦げないように調味料を加える前に弱火にする。

No.107 やる気1％でいわしのパン粉チーズ焼き
トースター

ビール党ホイホイ

カロリー 310kcal ／ たんぱく質 31.3g ／ 糖質 4.3g

1人分

1. アルミ箔にいわし150g（内臓や頭を取って開いたもの）をのせ、マヨ大1を全体に塗り、パン粉大2、粉チーズ小1をまぶす。
2. トースターで片面3分ずつ焼く。

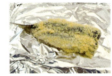

POINT! マヨネーズがのり代わりに。パン粉と粉チーズをまんべんなくまぶす。

No.108 あじの甘酢照り焼き風
レンジ

老若男女を問わず大好きな味

カロリー 239kcal ／ たんぱく質 15.0g ／ 糖質 26.1g

1人分

A 醤油・酒・みりん・酢・ラカント各大2、おろしにんにく・おろししょうが各小1

1. 袋にあじ（3枚おろし）1枚（食べやすい大きさに切る）、片栗粉大½を入れ、よくなじませる。
2. 容器にAを入れて混ぜ、1を加えてからめ、ラップをして3分チン。

POINT! チンする前に調味料をよくからめると味がしっかり入る。好みで白ごまをふっても。

PART 03 魚のやせおかず・あじ、さば

No.109 あじのなめろう

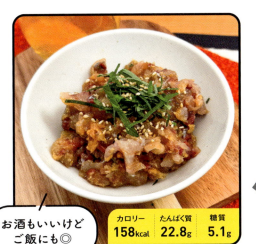

お酒もいいけどご飯にも◎

カロリー	たんぱく質	糖質
158kcal	22.8g	5.1g

1人分

1. あじ100g（内臓や頭を取ったもの）は細かくたたく。
2. ボウルに1、刻みねぎ大3、味噌大1、醤油・おろししょうが各小1を入れてあえる。

POINT! 好みで青じそや白ごまを散らすとさらにおいしい。

No.110 さばのヘルシー味噌煮風

 レンジ

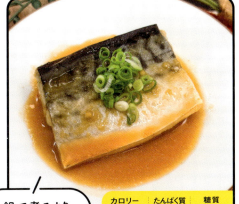

鍋で煮るより安定のおいしさ

カロリー	たんぱく質	糖質
339kcal	38.0g	23.8g

1人分

A　水・麺つゆ・みりん各大2、味噌・ラカント各大1、おろししょうが小1

1. 容器にAを入れて混ぜ、さば150gを加えてからめる。
2. 皮目を下にし、ラップをして1分半チン。返して再び1分半チン。

POINT! 調味料はしっかりからめると味がよく入る。彩りに刻みねぎをかけても。

No.111 さばのピリ辛焼き

 フライパン

見た目よりずっと濃い！

カロリー	たんぱく質	糖質
371kcal	37.7g	22.9g

1人分

A　みりん大2、マヨ・味噌各大1、ラカント大1/2、コチュジャン小1、おろしにんにく小1/2

袋にAを入れて混ぜ、さば150gを加えてからめ、フライパンで焼く。

POINT! 焦げつきやすいので、焼く前に調味料を軽くぬぐう。好みで刻みねぎをかけて。

やる気TIPS
特有の生臭さがあるさばは、濃いめの味つけにするのがおすすめです。

PART 03 魚のやせおかず・イカ

No.112 ピリ辛ヤンニョムイカ（フライパン）

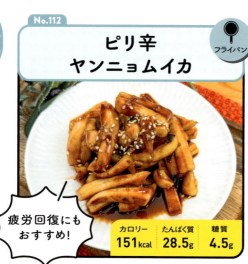

疲労回復にもおすすめ！

カロリー 151kcal ／ たんぱく質 28.5g ／ 糖質 4.5g

1人分

A 醤油・酒・ラカント各大1、コチュジャン大1/2、おろしにんにく小1/2

フライパンに**イカ150g**(カット済みのもの)を入れて炒め、弱火にし、Aを加えて軽く煮詰める。

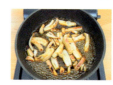

POINT! 焦げないように、調味料を加える前に弱火にする。好みで白ごまをふる。

No.113 イカの甘辛焼き（フライパン）

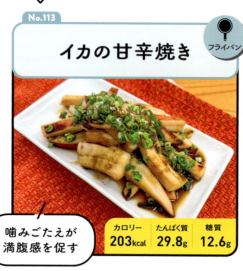

噛みごたえが満腹感を促す

カロリー 203kcal ／ たんぱく質 29.8g ／ 糖質 12.6g

1人分

A 醤油大2、みりん・ラカント各大1、おろしにんにく・おろししょうが各小1/2

フライパンに**イカ150g**(カット済みのもの)を入れて酒大1を回しかけ、炒める。火が通ったら弱火にし、Aを加えて軽く煮詰める。

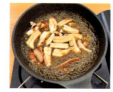

POINT! かたくなるので加熱しすぎに注意。弱火にして調味料を加える。好みで刻みねぎや白ごまを。

No.114 レンジでイカ大根（レンジ）

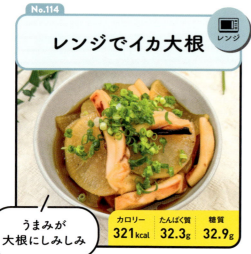

うまみが大根にしみしみ

カロリー 321kcal ／ たんぱく質 32.3g ／ 糖質 32.9g

1人分

A 水大3、麺つゆ・醤油・みりん・酒各大2、ラカント大1、おろししょうが大1/2

1 容器に**大根10cm300g**(5mm幅の半月切り)、**イカ150g**(カット済みのもの)、Aを入れて混ぜる。

2 ラップをして6分チン。混ぜて再び6分チン。

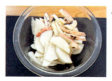

POINT! 容器に入れたらよく混ぜると味が均一になる。彩りに刻みねぎをかけても。

PART 03 魚のやせおかず・たこ

No.115 オクラとたこのポン酢あえ 〔レンジ〕

1人分

1 オクラ10本はネットのまま塩少々をふり、板ずりして洗う。ヘタとガクを取って半分に切り、ラップで包んで1分チン。

2 ボウルにゆでたこ100g(食べやすい大きさに切る)、1、ポン酢・麺つゆ各大2、おろししょうが小½を入れてあえる。

POINT! 好みでかつお節や白ごまをかけるとさらにおいしい。

カロリー	たんぱく質	糖質
136kcal	20.6g	9.4g

ほどよい粘り気がアクセント

No.116 たこのカルパッチョ

1人分

袋にゆでたこ100g(薄切り)、水・醤油・酢各大1、ラカント大½を入れてあえる。

POINT! たこは刺身用を使ってもOK。刻みねぎをたっぷりかけると美味。

カロリー	たんぱく質	糖質
86kcal	17.8g	1.6g

低カロリー&低糖質の神おかず

No.117 たことブロッコリーのわさびマヨあえ 〔レンジ〕

1人分

1 ブロッコリー½株(小房に分ける)はラップに包み、1分チン。

2 ボウルにゆでたこ100g(食べやすい大きさに切る)、1、マヨ大2、醤油大½、練りわさび小½を入れてあえる。

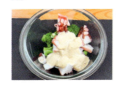

POINT! ブロッコリーは調理バサミを使うとラク。白ごまをふっても。

カロリー	たんぱく質	糖質
199kcal	23.2g	3.8g

ブロッコリーでボリューム感を

やる気TIPS
イカを丸ごと買ったら内臓などを除く下処理が必要なのでカット済みが手軽。

ラクやせ！缶詰おかず

column 1 / さば缶で

No.118 さば缶でトマト煮込み風

レンジ

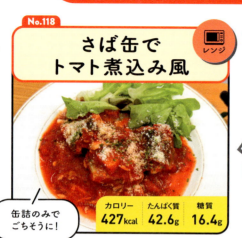

缶詰のみでごちそうに！

カロリー	たんぱく質	糖質
427kcal	42.6g	16.4g

1人分

1. 容器に**さば缶(水煮)1個190g**、**カットトマト缶½個200g**、酒・ケチャップ・顆粒コンソメ各大1、おろしにんにく小1を入れて混ぜる。
2. ラップをして4分チン。粉チーズ・ドライパセリ各適量をふる。

POINT! さば缶は缶汁ごと入れて。好みの葉物野菜とともに器に盛ると見栄えも◎。

No.119 さば缶でマヨポン酢サラダ

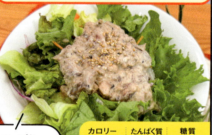

さっぱりツナマヨ風！

カロリー	たんぱく質	糖質
472kcal	43.4g	13.8g

1人分

1. 袋に**さば缶(水煮)1個190g**(汁気をきる)、マヨ大2、麺つゆ・ポン酢各大1、練りからし小½を入れ、もみ混ぜる。
2. 器に好みのカットサラダ150gを敷いて1をのせ、白ごま適量をふる。

POINT! さばの身をほぐしながら混ぜる。麺つゆの代わりに醤油を使ってもOK。

No.120 レンジで簡単！さば缶カレー

レンジ

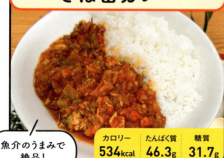

魚介のうまみで絶品！

カロリー	たんぱく質	糖質
534kcal	46.3g	31.7g

1人分

A カレー粉・顆粒コンソメ・ラカント各大2、おろしにんにく・おろししょうが各小1

1. 耐熱ボウルに**さば缶(水煮)1個190g**(汁気をきる)、**玉ねぎ½個**(みじん切り)、**カットトマト缶1個400g**、**A**を入れて混ぜる。
2. ラップをして4分チンし、混ぜて再び4分チン。ご飯適量にかける。

POINT! ルウを使わずカロリーオフ。カレー粉でスパイシーさは十分。

さば缶などの魚介の缶詰は栄養豊富でダイエットにも重宝します。
うまみが凝縮しているため味も決まりやすく、調理がぐっとラクに！

No.121 さば缶なめろう

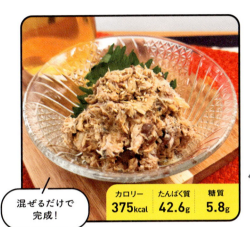

混ぜるだけで完成！

カロリー	たんぱく質	糖質
375kcal	42.6g	5.8g

1人分

袋にさば缶（水煮）1個190g（汁気をきる）、刻みねぎ大3、味噌大1、麺つゆ・醤油・おろししょうが各小1を入れ、さばの身が細かくなるまでもみ混ぜる。青じそ1枚を添えて白ごま適量をふる。

POINT! 袋を使えば、手を汚さずにまんべんなく混ぜられる。

No.122 さば缶と玉ねぎの辛味噌ホイル焼き 🍞トースター

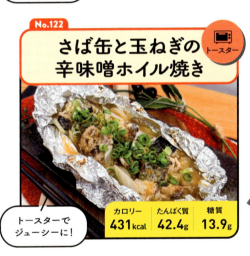

トースターでジューシーに！

カロリー	たんぱく質	糖質
431kcal	42.4g	13.9g

1人分

A 酒大2、味噌・ラカント各大1、おろしにんにく・コチュジャン各小½

1. アルミ箔を広げ、玉ねぎ½個（薄切り）、さば缶（水煮）1個190g（汁気をきって軽くほぐす）を順に広げてのせる。
2. 混ぜ合わせた**A**をかけ、アルミ箔で包んでトースターで10分加熱。刻みねぎ・ポン酢各適量をかける。

POINT! さばのうまみが下の玉ねぎにしみる。たれは全体にかけて。

No.123 さば缶とキムチのうま辛もやし炒め 🍳フライパン

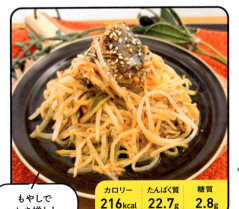

もやしでかさ増し！

カロリー	たんぱく質	糖質
216kcal	22.7g	2.8g

2人分

フライパンにごま油小1を熱し、さば缶（水煮）1個190g（汁気をきる）、もやし1袋200g、キムチ50g、鶏ガラの素大1、おろしにんにく小½を入れてサッと炒める。白ごま適量をふる。

POINT! さば缶は火が通っているので炒めすぎず、もやしの歯ごたえを残して。

73

ラクやせ！缶詰おかず

column 1 / いわし缶で

No.124 いわし缶で味噌マヨ焼き

トースター

栄養豊富ないわしを缶詰で

カロリー 466kcal ／ たんぱく質 37.9g ／ 糖質 12.6g

1人分

A マヨ大2、味噌・みりん各大1、ラカント大½、練りわさび小½

1. グラタン皿にいわし缶（水煮）1個140g（汁気をきる）、**A**を入れて混ぜる。
2. ピザ用チーズ大2を散らし、トースターで5分焼く。粉チーズ・刻みねぎ各適量をかける。

POINT! 甘めの味噌マヨ味に、わさびがアクセントになる。

No.125 いわし缶でユッケ風

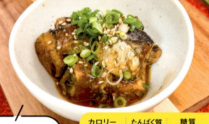

ピリ辛で箸がすすむ！

カロリー 318kcal ／ たんぱく質 32.8g ／ 糖質 5.1g

1人分

A 醤油大1、ラカント大½、ごま油・コチュジャン各小1、おろしにんにく小½

いわし缶（水煮）1個140g（汁気をきる）、**A**を混ぜ合わせ、刻みねぎ・白ごま各適量をふる。

POINT! ごま油とにんにくの風味とコチュジャンの辛みでやみつき感を。

No.126 いわし缶とキムチときゅうりのあえもの

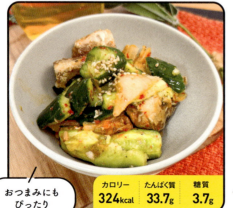

おつまみにもぴったり

カロリー 324kcal ／ たんぱく質 33.7g ／ 糖質 3.7g

1人分

1. 袋にきゅうり1本を入れ、麺棒でたたいて軽くほぐす。
2. 1にいわし缶（水煮）1個140g（汁気をきる）、キムチ50g、鶏ガラの素大½、ごま油小1を加え、もみ混ぜる。白ごま適量をふる。

POINT! 麺棒でたたくときは、つぶしすぎないように形を残して。

ツナ缶で

No.127 レンチンツナとんぺい焼き風 🍳レンジ

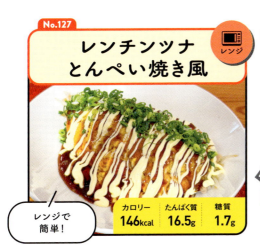

レンジで簡単！

カロリー	たんぱく質	糖質
146kcal	16.5g	1.7g

2人分

1. 大きめの耐熱皿にラップを敷き、溶き卵3個分を流し入れる。
2. 1にもやし1袋200g、ツナ缶1個70g(缶汁をきる)を順に広げ入れ、ラップをして5分チン。
3. 敷いたラップを持って卵生地を半分に折りたたみ、ソース・マヨ・刻みねぎ各適量をかける。

POINT! もやし、ツナの順にのせることで、ツナのうまみがもやしにしみ込む。

No.128 ツナ缶で和風豆腐ハンバーグ 🍳レンジ

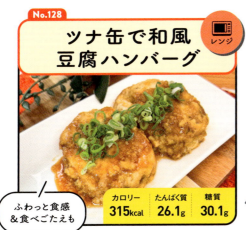

ふわっと食感&食べごたえも

カロリー	たんぱく質	糖質
315kcal	26.1g	30.1g

1人分

A 麺つゆ大3、醤油・みりん・ラカント各大1、おろしにんにく・おろししょうが各小½

1. 袋にツナ缶1個70g(缶汁をきる)、木綿豆腐150g、パン粉大3、片栗粉大1を入れ、もみ混ぜる。
2. 容器にを入れて混ぜ合わせる。1を小判形に成形して加え、からめる。
3. ラップをして2分チンし、上下を返して再び2分チン。刻みねぎ適量をかける。

POINT! 肉を一切使わず、ツナと豆腐でぐっとヘルシーな仕上がりに。

No.129 ツナともやしの塩昆布炒め 🍳フライパン

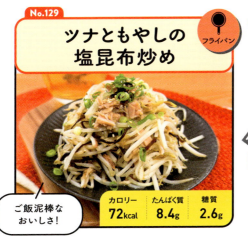

ご飯泥棒なおいしさ！

カロリー	たんぱく質	糖質
72kcal	8.4g	2.6g

2人分

1. フライパンにごま油小1を熱し、ツナ缶1個70g(缶汁をきる)、もやし1袋200gを入れてサッと炒める。
2. 塩昆布大2、鶏ガラの素大½を加え、サッと炒める。刻みねぎ・白ごま各適量をかける。

POINT! サッと手早く炒め、もやしはシャキシャキに仕上げて。

PART 04

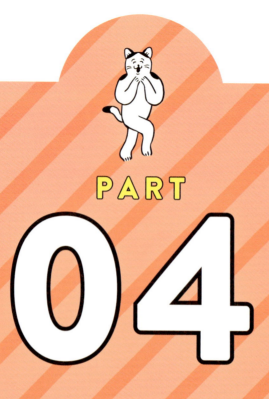

ヘルシーにたんぱく質を補う
大豆製品&卵
のやせおかず

豆腐や納豆などの大豆製品や、卵からもたんぱく質をとることができます。ささっと手軽に調理できるのも魅力です。軽めのメインおかずや副菜、軽食を紹介します。肉や魚といっしょに、毎日の食事に取り入れて。

PART 04 大豆製品&卵のやせおかず・豆腐

No.130 ヘルシー豆腐お好み焼き 🍳フライパン

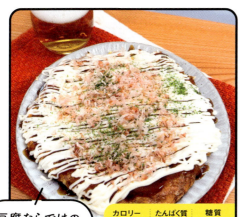

豆腐ならではのふわふわ感

カロリー	たんぱく質	糖質
219kcal	12.3g	19.7g

2人分

1. 袋に絹ごし豆腐150g、せん切りキャベツ(市販)1袋150g、卵2個、麺つゆ・片栗粉・小麦粉各大2を入れて混ぜる。
2. 油小1を熱したフライパンで1を焼く。

POINT! ソース、マヨ、かつお節、青のりをかけると美味。

No.131 ニラキムチ豆腐チヂミ 🍳フライパン

完成度の高いズボラ料理

カロリー	たんぱく質	糖質
161kcal	8.9g	17.6g

2人分

1. フライパンにニラ½束(食べやすく切る)、絹ごし豆腐150g、キムチ100g、卵1個、片栗粉大4、鶏ガラの素大½を入れて混ぜ合わせ、広げる。
2. 火にかけて片面3分ずつ焼く。

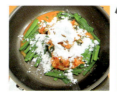

POINT! フライパンの中で混ぜれば効率的。ニラは調理バサミで切るとラク。好みでポン酢を添えて。

No.132 えのき豆腐チヂミ 🍳フライパン

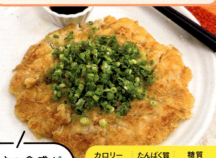

えのきの食感がアクセント!

カロリー	たんぱく質	糖質
128kcal	5.6g	13.7g

2人分

1. 袋にえのき½株(1cm幅に切る)、絹ごし豆腐150g、片栗粉大3、鶏ガラの素大½を入れて混ぜる。
2. ごま油小1を熱したフライパンに1を広げ、両面をカリッと焼く。

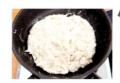

POINT! 生地は丸く広げる。好みで刻みねぎをかけ、ポン酢をつけても。

やる気TIPS

低脂質、低糖質、高たんぱく質の豆腐はダイエット中に活用したい食材。

PART 04 大豆製品&卵 のやせおかず・豆腐

No.133 低糖質なトマチー豆腐グラタン

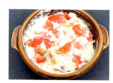
レンジ

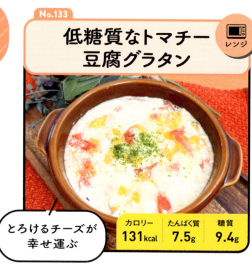

とろけるチーズが幸せ運ぶ

カロリー 131kcal　たんぱく質 7.5g　糖質 9.4g

2人分

1. 耐熱皿に**トマト1個**(一口大に切る)、**絹ごし豆腐150g**、マヨ大1、顆粒コンソメ・小麦粉各大1/2を入れて混ぜる。
2. ピザ用チーズ大2をかけ、ラップをして3分チン。

POINT! トマトをバランスよく広げて。仕上げにドライパセリをふっても。

No.134 シーフード豆腐グラタン

レンジ

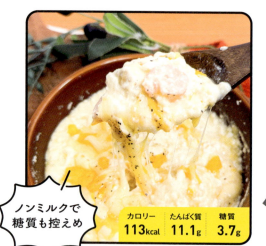

ノンミルクで糖質も控えめ

カロリー 113kcal　たんぱく質 11.1g　糖質 3.7g

2人分

1. 耐熱皿に**絹ごし豆腐150g**、**シーフードミックス(冷凍)50g**を入れ、顆粒コンソメ・マヨ・小麦粉各大1/2を加えて混ぜる。
2. ピザ用チーズ大2をかけ、ラップをして3分チン。

POINT! シーフードミックスは冷凍のままでOK。黒こしょうをかけると味が締まる。

No.135 揚げずにツナ豆腐ナゲット

フライパン

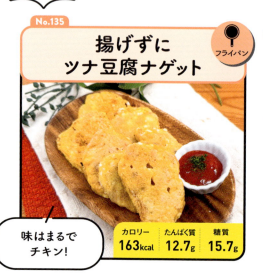

味はまるでチキン！

カロリー 163kcal　たんぱく質 12.7g　糖質 15.7g

2人分

1. 袋に**絹ごし豆腐150g**、**ツナ缶1個70g**(缶汁をきる)、**卵1個**、片栗粉大4、塩こしょう少々を入れて混ぜる。
2. 油少々を熱したフライパンに**1**を1個分ずつ広げ、両面焼く。

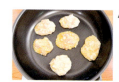

POINT! 形はランダムな方がナゲット感が出る。好みでケチャップを添えて。

PART 04 大豆製品&卵のやせおかず・豆腐

No.136 木綿豆腐のステーキ
フライパン

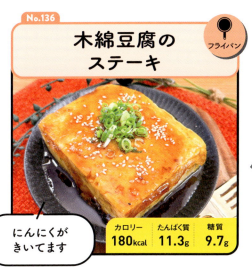

にんにくがきいてます

カロリー	たんぱく質	糖質
180kcal	11.3g	9.7g

2人分

A 醤油・みりん・酒・ラカント各大1、おろしにんにく小½

1. フライパンに木綿豆腐300gを入れ、片栗粉大1をまぶす。
2. オリーブ油小1を回しかけて両面をカリッと焼き、Aを加えて軽く煮詰める。

POINT! 片栗粉をまぶすと表面がカリッと焼ける。刻みねぎや白ごまをかけても。

No.137 ツナと豆腐のふんわり卵煮
鍋

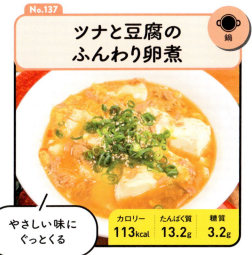

やさしい味にぐっとくる

カロリー	たんぱく質	糖質
113kcal	13.2g	3.2g

2人分

1. 鍋にツナ缶1個70g、麺つゆ大2、水50mlを入れて混ぜ、絹ごし豆腐150gをほぐしながら加え、火にかける。
2. ひと煮立ちしたら溶き卵1個分を回し入れ、半熟になったら火を止める。

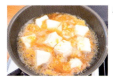

POINT! ツナ缶は缶汁ごと使ってうまみを利用。刻みねぎや白ごまをかけても。

No.138 豆腐と卵のふわとろあんかけ風
レンジ / 鍋

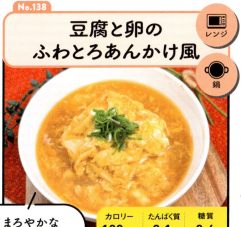

まろやかな豆腐が口福

カロリー	たんぱく質	糖質
123kcal	8.1g	8.4g

2人分

A 水150ml、醤油・みりん・酒・麺つゆ各大1、おろししょうが小1

1. 容器に絹ごし豆腐150gを入れ、ラップなしで2分チン。
2. 鍋にAを入れて熱し、ひと煮立ちしたら溶き卵1個分を回し入れ、半熟になったら弱火にする。
3. 2に水溶き片栗粉（水大3、片栗粉小1）を回し入れ、とろみがついたら1に回しかける。

POINT! 卵を加えたら大きくかき混ぜるとちょうどいい食感に。刻みねぎをのせても。

やる気TIPS
絹ごし豆腐はより低カロリーで、木綿豆腐は食べごたえが出ます。好みで選んで。

PART 04 大豆製品&卵のやせおかず・豆腐

No.139 納豆キムチ奴

1人分

1. 器に絹ごし豆腐150g、納豆1パック（付属のたれを混ぜる）、キムチ大1を順に盛る。
2. 麺つゆ大1、鶏ガラの素・おろしにんにく各小½を混ぜ合わせ、1に回しかける。

POINT! 好みで刻みねぎや白ごまをかけても。

発酵食同士の相性は抜群！

カロリー	たんぱく質	糖質
184kcal	15.8g	7.2g

No.140 トマトしらす奴

1人分

器に絹ごし豆腐150g、トマト¼個（1cm角に切る）、しらす大1を順に盛り、ポン酢大1、ごま油小½を回しかける。

POINT! トマトはなじむように角切りに。彩りで刻みねぎをのせても。

さっぱりサラダ感覚で

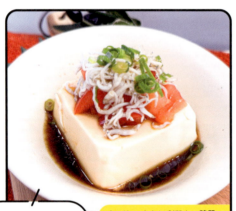

カロリー	たんぱく質	糖質
143kcal	9.9g	5.1g

No.141 ねぎだく香味だれ奴

1人分

A 醤油・酢・ラカント各大1、おろしにんにく・おろししょうが各小½

刻みねぎ大3と**A**を混ぜ合わせ、器に盛った絹ごし豆腐150gにかける。

POINT! 好みで七味や一味、ラー油で辛みをきかせても美味。

ねぎの風味で箸がすすむ

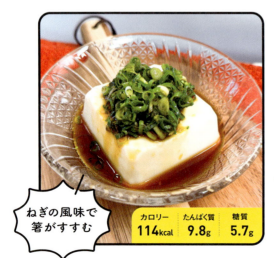

カロリー	たんぱく質	糖質
114kcal	9.8g	5.7g

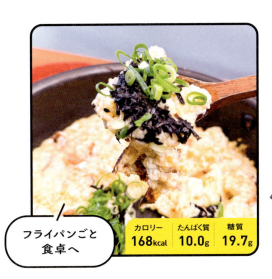

フライパンごと食卓へ

No.142 豆腐と長いものふわふわ焼き
フライパン

2人分

1. 袋に長いも150gを入れ、麺棒でたたいて軽く砕く。絹ごし豆腐150g、卵1個、麺つゆ大5、片栗粉大1を加えてもみ込む。
2. フライパンに入れ、ふたをして4分焼く。

POINT! ふたをして蒸し焼きに。刻みねぎや刻みのりをかけてもおいしい。

カロリー	たんぱく質	糖質
168kcal	10.0g	19.7g

No.143 野菜たっぷり豆腐チャンプルー
フライパン

2人分

1. フライパンにキャベツ¼個（食べやすくちぎる）を入れ、軽く炒める。
2. 木綿豆腐150g、もやし1袋200g、鶏ガラの素大1、おろしにんにく小1を加え、サッと炒め合わせる。

POINT! 豆腐は崩しながら炒める。黒こしょうや刻みねぎをかけても。

手早く炒めて食感よく

カロリー	たんぱく質	糖質
110kcal	9.2g	6.8g

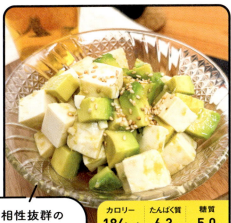

相性抜群の低糖質ペア

No.144 豆腐とアボカドのわさび醤油あえ

2人分

醤油・麺つゆ各大1、ごま油・練りわさび各小1を混ぜ合わせ、絹ごし豆腐150g（1〜2cmの角切り）、アボカド1個（1〜2cmの角切り）とあえる。

POINT! 豆腐が崩れないようにやさしくあえて。白ごまをふっても。

カロリー	たんぱく質	糖質
184kcal	6.3g	5.0g

PART 04 大豆製品&卵のやせおかず・豆腐

やる気TIPS
キムチには、腸内環境改善パワーや代謝を助ける働きが期待できます。

PART 04 大豆製品&卵のやせおかず・豆腐

No.145 豆腐の卵とじ風

 フライパン

2人分

1. フライパンに**絹ごし豆腐150g**をほぐし入れ、軽く炒める。
2. **鶏ガラの素大½**、**刻みねぎ大1**を加え、**溶き卵1個分**を回しかけ、さっと炒める。

POINT! 卵が全体にからむようにそっと炒め合わせて。黒こしょうをふっても美味。

ご飯にのせたくなる

カロリー	たんぱく質	糖質
84kcal	7.4g	1.2g

No.146 もちもち焼き豆腐

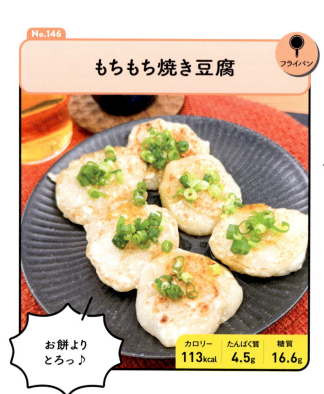

 フライパン

2人分

1. 袋に**絹ごし豆腐150g**、**片栗粉大4**、**麺つゆ大1**、**鶏ガラの素大½**を入れ、もみ混ぜる。
2. フライパンに一口大に広げ、両面を焼く。

POINT! 両面に香ばしい焼き色をつける。好みで刻みねぎをかけ、ポン酢をつけても美味。

お餅よりとろっ♪

カロリー	たんぱく質	糖質
113kcal	4.5g	16.6g

PART 04 大豆製品＆卵のやせおかず・豆腐

No.147 韓国風豆腐サラダ

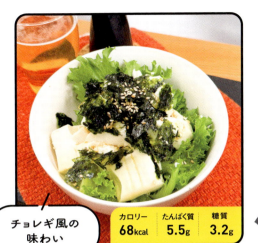

チョレギ風の味わい

カロリー 68kcal　たんぱく質 5.5g　糖質 3.2g

2人分

1. 容器に熱湯大1、ラカント・鶏ガラの素各大½を入れて溶かし、酢・醤油各大1、おろしにんにく小½を加えて混ぜる。
2. 器に**レタス4枚**(一口大にちぎる)、**絹ごし豆腐150g**(一口大にほぐす)、**韓国のり2枚**(ちぎる)を盛り、1を回しかける。

POINT! 豆腐は手でほぐすと味がよくなじむ。好みで白ごまをふっても。

No.148 牛すき豆腐

 鍋

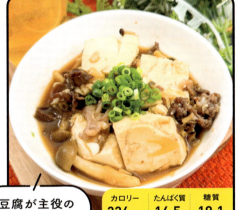

豆腐が主役のごちそう！

カロリー 226kcal　たんぱく質 14.5g　糖質 19.1g

2人分

1. 鍋に**木綿豆腐150g**(一口大に切る)、**牛こま肉50g**、**しめじ½株50g**(ほぐす)、**長ねぎ10cm**(斜め切り)を入れて熱し、焼き目をつける。
2. 混ぜ合わせたみりん・醤油・ラカント・麺つゆ各大3を回しかけ、軽く煮詰める。

POINT! 具材に火が通ったら調味料を加えて。彩りに刻みねぎをふっても。

No.149 ヘルシー鶏麻婆豆腐

レンジ

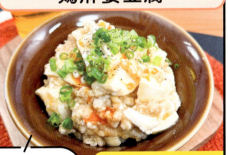

味噌でコクを出す

カロリー 172kcal　たんぱく質 16.8g　糖質 2.9g

2人分

1. 容器に**鶏ひき肉100g**、鶏ガラの素大1、味噌・ラカント各大½を入れて混ぜる。
2. **木綿豆腐150g**をほぐしながら加えて混ぜ、ラップをして4分チン。混ぜて再び4分チン。
3. 水溶き片栗粉(水大2、片栗粉大½)を加えて混ぜ、とろみをつけ、ラー油小½を回しかける。

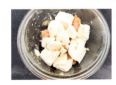

POINT! 豆腐は手でほぐすと味がしみやすい。好みで刻みねぎや黒こしょうを。

やる気TIPS

豆腐は肉だねに混ぜたり、汁物や煮物に入れたりと、かさ増しに役立ちます。

PART 04 大豆製品&卵のやせおかず・豆腐

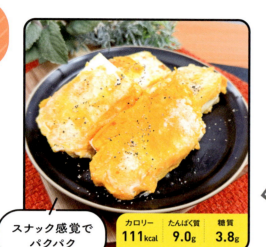

スナック感覚でパクパク

No.150 豆腐のピカタ
フライパン

2人分

1. フライパンに**木綿豆腐150g**(食べやすい大きさに切る)を入れ、小麦粉大1、鶏ガラの素大½をまぶす。
2. 溶き卵1個分を回しかけて弱めの中火で焼く。

POINT! 火加減は弱〜中火にするときれいな色に焼ける。黒こしょうをかけても。

カロリー	たんぱく質	糖質
111kcal	9.0g	3.8g

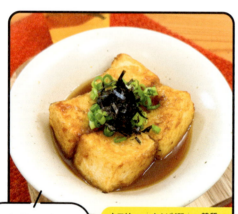

少量の油で揚げ焼きに!

No.151 ワンパン揚げ出し豆腐
フライパン

2人分

A 水100㎖、麺つゆ大3、酒・醤油各大1、おろししょうが小1

1. フライパンに**木綿豆腐150g**(食べやすい大きさに切る)を入れ、片栗粉大1をまぶす。
2. 油大1を入れてカリッと焼き、**A**を加えて軽く煮詰める。

POINT! カリッと焼きたいのでここは油を使って。好みで刻みねぎや刻みのりを。

カロリー	たんぱく質	糖質
154kcal	6.8g	8.5g

パラパラ食感はまるで米!

No.152 ツナと豆腐のヘルシーチャーハン
フライパン

2人分

1. フライパンに**木綿豆腐150g**(ほぐす)、**ツナ缶1個70g**(缶汁をきる)を入れ、ごま油小1を回しかけて炒める。
2. 刻みねぎ大2、卵1個、醤油・鶏ガラの素各大½を加え、パラパラになるまで炒める。

POINT! 豆腐はしっかり炒めて水分をとばして。火加減はずっと中火でOK。

カロリー	たんぱく質	糖質
144kcal	14.6g	1.3g

PART 04 大豆製品&卵のやせおかず・納豆

No.153 やる気1%でキャベ納豆ぺい焼き
🔲 レンジ

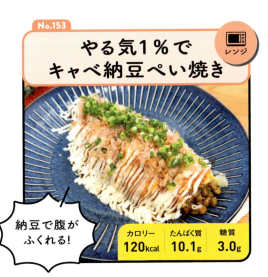

納豆で腹がふくれる!

カロリー	たんぱく質	糖質
120kcal	10.1g	3.0g

2人分

1. 耐熱皿にラップを2重にして広げ、卵2個を割り入れて溶く。
2. せん切りキャベツ(市販)100gを広げ、納豆1パック(付属のたれを混ぜる)を中央にのせ、ラップをして3分チン。
3. 上のラップを外して半分に折り、下のラップを引き抜く。

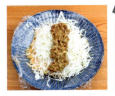

POINT! 納豆は縦にライン状にのせると半分に折りやすい。好みでソース、マヨ、かつお節、刻みねぎを。

No.154 ハッシュド玉ねぎ納豆
🍳 フライパン

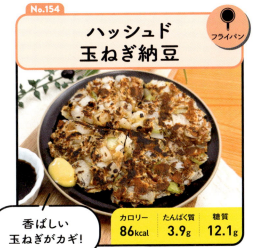

香ばしい玉ねぎがカギ!

カロリー	たんぱく質	糖質
86kcal	3.9g	12.1g

2人分

1. 袋に納豆1パック(付属のたれを混ぜる)、玉ねぎ½個(1cmの角切り)、片栗粉大2、塩こしょう小1を入れてこねる。
2. フライパンに1を広げ、片面3分ずつ焼く。

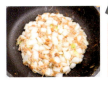

POINT! 納豆の粘り気で形がまとまりやすくなる。好みでポン酢やからしをつけて。

No.155 納豆コールスロー

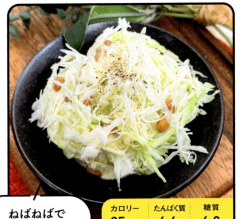

ねばねばで想定外のおいしさに

カロリー	たんぱく質	糖質
95kcal	4.6g	4.0g

2人分

袋に納豆1パック(付属のたれを混ぜる)、せん切りキャベツ(市販)1袋150g、マヨ大2、酢大1、ラカント大½、塩こしょう小1を入れ、もみ混ぜる。

POINT! 袋の中で混ぜれば洗い物いらず。好みで黒こしょうをかけても美味。

やる気TIPS
納豆もたんぱく質が豊富。便秘解消にも役立つのでダイエット向きの食材です。

PART 04 大豆製品&卵のやせおかず・納豆

No.156 納豆キムチチヂミ

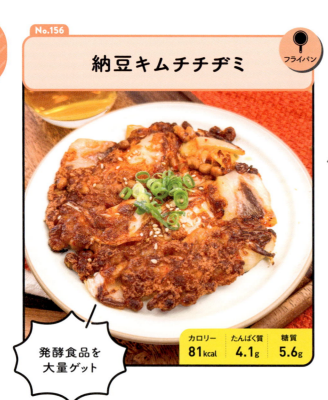

フライパン

発酵食品を大量ゲット

カロリー 81kcal　たんぱく質 4.1g　糖質 5.6g

2人分

1. 袋に**納豆1パック**(付属のたれを混ぜる)、**キムチ50g**、片栗粉大1、鶏ガラの素小1を入れて混ぜる。
2. ごま油小1を熱したフライパンに1を広げ、片面3分ずつ焼く。

POINT! 両面に香ばしい焼き色をつけて。好みで刻みねぎや白ごまをふっても。

No.157 耐熱容器で納豆だし巻き

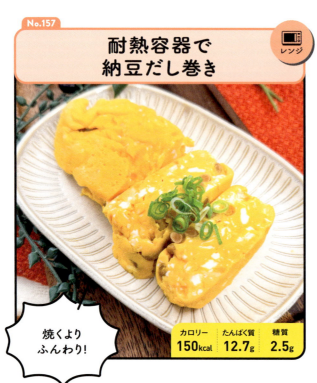

レンジ

焼くよりふんわり!

カロリー 150kcal　たんぱく質 12.7g　糖質 2.5g

2人分

1. 容器に**卵3個**、**納豆1パック**(付属のたれを混ぜる)、麺つゆ大1を入れて混ぜ合わせ、ラップをして1分半チン。混ぜて再び1分チン。
2. ラップで包んで形を整え、食べやすい大きさに切る。

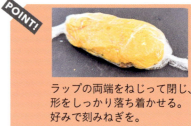

POINT! ラップの両端をねじって閉じ、形をしっかり落ち着かせる。好みで刻みねぎを。

PART 04 大豆製品＆卵のやせおかず・納豆

No.158 納豆とほうれん草の梅肉あえ 🔲レンジ

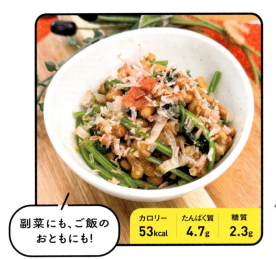

副菜にも、ご飯のおともにも！

カロリー	たんぱく質	糖質
53kcal	4.7g	2.3g

2人分

1. ほうれん草½袋100g(根元を切り落とす)はラップで包んで1分チン。水気を絞って食べやすく切る。
2. 1、納豆1パック(付属のたれを混ぜる)、梅干し1個(種を取ってほぐす)、ポン酢大1をあえる。

POINT! 味がぼやけないように水気をよく絞ってから調味。好みでかつお節をかけて。

No.159 餃子の皮で納豆ピザ 🔲トースター

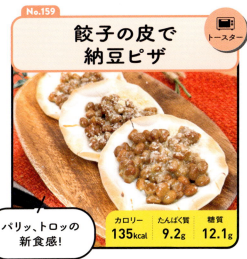

パリッ、トロッの新食感！

カロリー	たんぱく質	糖質
135kcal	9.2g	12.1g

1人分

1. 天板にアルミ箔を敷き、餃子の皮3枚を並べる。
2. 納豆1パック(付属のたれを混ぜる)を均等にのせ、粉チーズ適量をかけ、トースターで3分焼く。

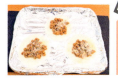

POINT! 粉チーズは全体にかける。皮にほんのり焼き色がつけばOK。

No.160 納豆ともやしの炒め物 🍳フライパン

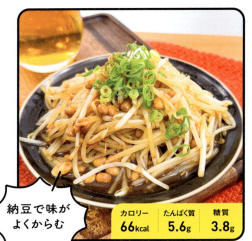

納豆で味がよくからむ

カロリー	たんぱく質	糖質
66kcal	5.6g	3.8g

2人分

1. フライパンにもやし1袋200gを入れ、サッと炒める。
2. 納豆1パック(付属のたれを混ぜる)、ポン酢大1、鶏ガラの素大½、コチュジャン小½を加え、軽く炒め合わせる。

POINT! ネバネバ感を残すため、納豆を入れたら弱火にする。刻みねぎや一味をふっても。

やる気TIPS
納豆の香りが苦手という人は、味や香りが強い食材と組み合わせてみて。

PART 04 大豆製品 & 卵 のやせおかず・納豆

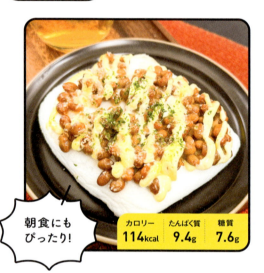

栄養たっぷりの小鉢!

カロリー	たんぱく質	糖質
61kcal	4.7g	2.3g

朝食にもぴったり!

カロリー	たんぱく質	糖質
114kcal	9.4g	7.6g

混ぜてチンするだけ!

カロリー	たんぱく質	糖質
133kcal	11.6g	4.9g

No.161 納豆ほうれん草 レンジ

2人分

1. ほうれん草½袋100g(根元を切り落とす)はラップで包んで1分チン。水気を絞って食べやすく切る。
2. 1、**納豆1パック**(付属のたれを混ぜる)、麺つゆ大1、ごま油小½をあえる。

POINT! 好みで白ごまをふったり、からしを添えても美味。

No.162 納豆マヨはんぺん焼き トースター

2人分

1. アルミ箔にはんぺん1枚を置き、**納豆1パック**(付属のたれを混ぜる)を広げ、**マヨ大1、粉チーズ・青のり各少々**を順にかける。
2. トースターで5分焼く。

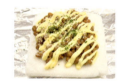
POINT! マヨネーズはまんべんなくかけるとおいしい。

No.163 納豆豆腐卵のふわふわ蒸し レンジ

2人分

耐熱皿に**納豆1パック**(付属のたれを混ぜる)、絹ごし豆腐150g、卵1個、麺つゆ大2、醤油大1を入れて混ぜる。ラップをして2分チン。

POINT! しっかり混ぜるとよりふわふわになる。刻みねぎをかけても。

PART 04 大豆製品＆卵 のやせおかず・ミックスビーンズ缶

No.164 やる気1％で即席ミネストローネ風 (レンジ)

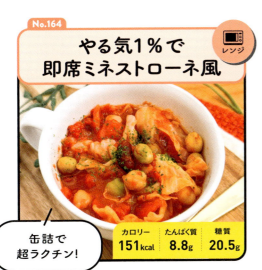

缶詰で超ラクチン！

カロリー 151kcal　たんぱく質 8.8g　糖質 20.5g

2人分

1. 容器にキャベツ¼個（ちぎる）、カットトマト缶1個400g、ミックスビーンズ缶1個110g、顆粒コンソメ大1を入れて混ぜる。
2. ラップをして6分チン。混ぜて再び6分チン。

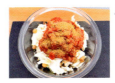

POINT! キャベツとトマトから出る水分を利用。ドライパセリをふっても。

No.165 ひじきとミックスビーンズでマヨサラダ

一皿に栄養がたっぷり！

カロリー 109kcal　たんぱく質 6.0g　糖質 9.5g

2人分

1. 乾燥ひじき大3は水で戻し、水気をきる。
2. 1、ミックスビーンズ缶1個110g、マヨ大1、醤油大½、練りわさび小½をあえる。

POINT! マヨとわさびはしっかり溶かし混ぜると味が均一になる。

No.166 ミックスビーンズとトマト缶でひき肉カレー (レンジ)

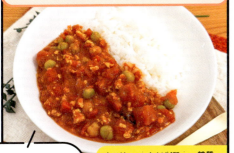

豆のうまみがおいしさの秘訣！

カロリー 240kcal　たんぱく質 18.6g　糖質 20.7g

2人分

A カレー粉大2、ケチャップ・顆粒コンソメ各大1、ラカント大½、おろしにんにく小1

1. 容器にカットトマト缶1個400g、ミックスビーンズ缶1個110g、鶏ひき肉100g、**A**を入れて混ぜる。
2. ラップをして3分チン。混ぜて再び3分チン。

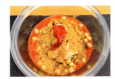

POINT! チンする前によく混ぜると味が均一になる。

やる気TIPS

ミックスビーンズはいろいろな豆を加熱・加工したもの。缶詰やパウチがあります。

PART 04 大豆製品&卵のやせおかず・高野豆腐

No.167 高野豆腐でトマトキーマカレー風

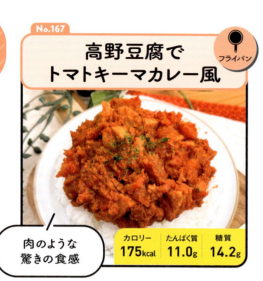

肉のような驚きの食感

カロリー 175kcal　たんぱく質 11.0g　糖質 14.2g

2人分

1. 袋に高野豆腐2枚33gを入れ、麺棒でたたいて砕く。
2. フライパンに1、カットトマト缶1個400g、おろしにんにく小1を入れて混ぜ、水分がなくなるまで煮る。火を止めてカレールウ（カロリーハーフのもの P4）2皿分を加えてなじませる。

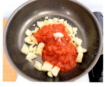

POINT! 高野豆腐は乾燥のまま火にかけ、煮ながら戻す。好みでドライパセリをふっても。

No.168 照り焼き高野豆腐

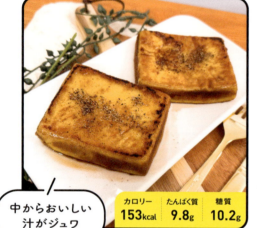

中からおいしい汁がジュワ

カロリー 153kcal　たんぱく質 9.8g　糖質 10.2g

2人分

1. 高野豆腐2枚33gは袋の表示通りに戻し、水気を絞る。
2. フライパンでカリッと焼き、弱火にし、醤油・みりん・酒各大2、ラカント大1を加えて軽く煮詰める。

POINT! 焦げやすいので調味料を入れる前に弱火にする。好みで黒こしょうをふっても。

No.169 高野豆腐でガーリックペッパー炒め

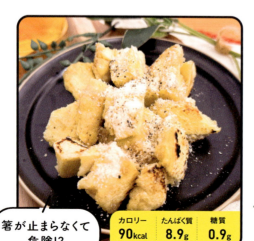

箸が止まらなくて危険!?

カロリー 90kcal　たんぱく質 8.9g　糖質 0.9g

2人分

1. 高野豆腐2枚33gは袋の表示通りに戻し、水気を絞って一口大にちぎり、フライパンでカリッと焼く。
2. 粉チーズ小1、おろしにんにく小1/2、塩こしょう少々をかける。

POINT! 香ばしい焼き色をつける。手でちぎれば包丁いらずで食べごたえも出る。

No.170 高野豆腐のピリ辛炒め

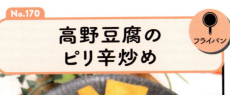
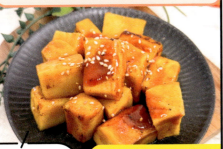

フライパン

ほどよい辛みがたまらない!

カロリー **137kcal** / たんぱく質 **9.3g** / 糖質 **6.7g**

2人分

A｜醤油・みりん各大1、ラカント大1/2、コチュジャン小1、おろしにんにく小1/2

1. 高野豆腐2枚33gは袋の表示通りに戻し、水気を絞って食べやすく切る。ごま油小1を熱したフライパンでカリッと焼く。
2. 火を止めてAを加え、再び火をつけてサッと炒め合わせる。

POINT! 焦げやすいので調味料は火を止めて加える。白ごまをふっても。

No.171 高野豆腐の磯辺焼き風

フライパン

おもちに負けない食べごたえ

カロリー **82kcal** / たんぱく質 **8.4g** / 糖質 **0.4g**

2人分

1. 高野豆腐2枚33gは袋の表示通りに戻して水気を絞り、食べやすい大きさに切る。
2. 袋に1、青のり・塩各小1/2を入れてふり混ぜ、フライパンでカリッと焼く。

POINT! 袋でふると青のりと塩をまんべんなくまぶせる。中火でこんがり焼き色をつけて。

No.172 トマト缶となすの高野豆腐炒め

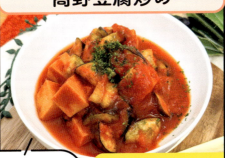

フライパン

高野豆腐は洋風にも合う

カロリー **82kcal** / たんぱく質 **5.7g** / 糖質 **7.7g**

2人分

1. 高野豆腐2枚33gは袋の表示通りに戻して水気を絞り、食べやすい大きさに切る。
2. フライパンになす1本(一口大の乱切り)、1、カットトマト缶100g、顆粒コンソメ・ケチャップ各大1、ラカント・おろしにんにく各小1を入れ、火が通るまで炒め合わせる。

POINT! なすは調理バサミで切るとラク。ドライパセリをふっても。

PART 04 大豆製品&卵のやせおかず・高野豆腐

やる気TIPS 高野豆腐は豆腐を凍結・乾燥させたもの。栄養が凝縮されています。

PART 04 大豆製品&卵のやせおかず・卵

No.173 ふわとろかに玉

レンジ / 鍋

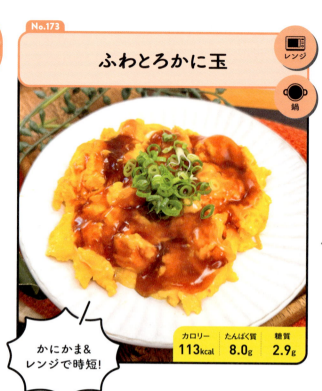

かにかま&レンジで時短!

カロリー 113kcal　たんぱく質 8.0g　糖質 2.9g

2人分

A｜水大6、醤油・ラカント各大1、酢・鶏ガラの素・片栗粉各小1

1. 容器に**卵2個、かに風味かまぼこ2本**(ほぐす)、マヨ大1を入れて混ぜる。ラップをし、4分チンしてほぐす。

2. 鍋にAを入れてよく混ぜ、ひと煮立ちさせてとろみをつけ、1に回しかける。

POINT!

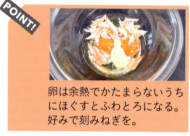

卵は余熱でかたまらないうちにほぐすとふわとろになる。好みで刻みねぎを。

No.174 やる気1%で茶碗蒸し

レンジ

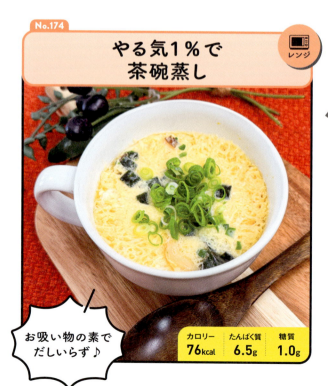

お吸い物の素でだしいらず♪

カロリー 76kcal　たんぱく質 6.5g　糖質 1.0g

1人分

耐熱の器に**卵1個、お吸い物の素1袋**、水150mlを入れて混ぜ、ラップをして2分チン。

POINT!

卵はよく溶きほぐすとなめらかな食感になる。刻みねぎをかけても。

No.175 ニラ玉もやし 🍳フライパン

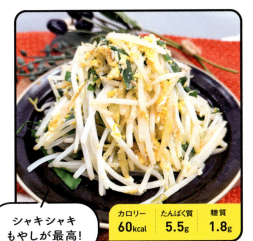

シャキシャキもやしが最高！

カロリー	たんぱく質	糖質
60kcal	5.5g	1.8g

2人分
1. フライパンでもやし1袋200g、ニラ½束（食べやすく切る）を炒める。
2. 溶き卵1個分、鶏ガラの素大½を加え、火が通るまで炒める。

POINT! ニラは調理バサミで切るとラク。もやしの食感が残るように手早く炒めて。

No.176 やる気1％で卵サラダ 🔲レンジ

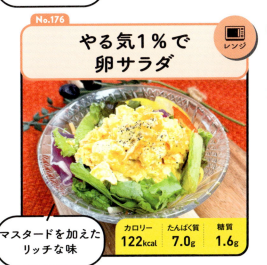

マスタードを加えたリッチな味

カロリー	たんぱく質	糖質
122kcal	7.0g	1.6g

2人分
1. 容器に卵2個を入れて混ぜ、ラップをして1分半チンし、ほぐす。
2. マヨ大2、マスタード大½、塩こしょう小½を加えて混ぜる。

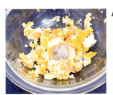

POINT! マヨが分離するので粗熱を取ってから調味料を加える。好みで黒こしょうをふって。

No.177 やる気1％でレンジコーンオムレツ 🔲レンジ

甘いコーンがぷちっと弾ける！

カロリー	たんぱく質	糖質
89kcal	6.9g	3.4g

2人分
1. 容器に卵2個、牛乳大1、コーン（水煮）大1、顆粒コンソメ大½、おろしにんにく小½を入れて混ぜる。
2. ラップをして1分40秒チンし、軽くほぐす。ラップで包み、形を整える。

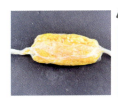

POINT! 両端をねじってキャンディ包みにすると形が整う。好みでケチャップやドライパセリを。

PART 04 大豆製品＆卵のやせおかず・卵

やる気TIPS 卵は高たんぱくで腹持ちのいい食材。なるべく油不使用の調理を心がけて。

PART 04 大豆製品＆卵のやせおかず・卵

No.178 ヘルシー煮卵 醤油ベース

鍋／レンジ

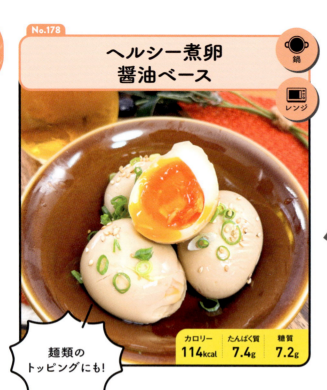

麺類のトッピングにも！

カロリー	たんぱく質	糖質
114kcal	7.4g	7.2g

作りやすい量（5個分）

A 麺つゆ・醤油・みりん各大3、鶏ガラの素大½、おろしにんにく小½

1. 卵5個（常温に戻す）を沸騰した湯で6分ゆで、殻をむく。
2. 容器に**A**を入れて混ぜ、ラップなしで1分チン。
3. 袋に1、2を入れて6時間以上おく。

POINT! 卵はゆでたあと冷水にさらすと殻がむきやすくなる。白ごまや刻みねぎをかけても。栄養価は1個分の計算。

No.179 ヘルシー煮卵 塩ベース

鍋／レンジ

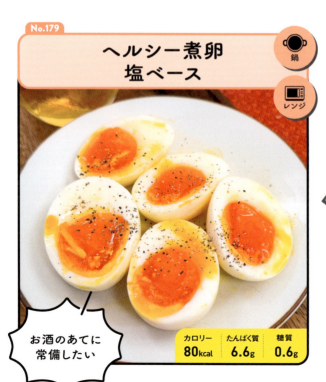

お酒のあてに常備したい

カロリー	たんぱく質	糖質
80kcal	6.6g	0.6g

作りやすい量（5個分）

1. 卵5個（常温に戻す）を沸騰した湯で6分ゆで、殻をむく。
2. 容器に水150㎖、鶏ガラの素大2、おろしにんにく小1を入れて混ぜ、ラップなしで1分チン。
3. 袋に1、2を入れて6時間以上おく。

POINT! 卵に調味料が浸るように袋で漬けて。好みで黒こしょうをふっても美味。栄養価は1個分の計算。

PART 04 大豆製品&卵のやせおかず・卵

No.180 レンジで温玉無限キャベツ 〔レンジ〕

1人分

1 容器に**卵1個**を割り入れてかぶるくらいの水を加え、卵黄に3か所穴をあける。
2 ラップをして1分20秒チンし、冷水にさらす。
3 器に盛った**せん切りキャベツ（市販）1袋150g**に**2**をのせ、混ぜ合わせた水大2、鶏ガラの素大½、ごま油小1を回しかける。

POINT! レンジで温玉が簡単に作れる。静かに水を注ぎ、破裂防止のため卵黄に穴をあける。

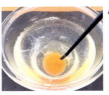

温玉を豪快に混ぜて濃厚に!

カロリー	たんぱく質	糖質
167kcal	10.3g	7.7g

No.181 目玉焼きで即席ユッケ煮卵風 〔フライパン〕

作りやすい分量（3人分）

A 水・麺つゆ・醤油・みりん各大3、ラカント大1、おろししょうが小½

フライパンに**A**を入れて熱し、沸騰したら**卵3個**を割り入れ、ふたをして3分煮る。

POINT! 蒸し煮にして卵に味をしみ込ませる。好みで刻みねぎをたっぷりかけてどうぞ。

やみつきになる!

カロリー	たんぱく質	糖質
139kcal	8.0g	11.6g

No.182 レンジでかにかま卵とじ 〔レンジ〕

2人分

1 容器に**卵3個**、**かに風味かまぼこ3本**（ほぐす）、麺つゆ大1、みりん・醤油各大½を入れて混ぜる。
2 ラップなしで2分半チン。かたまるまで混ぜる。

POINT! 卵は混ぜながら余熱で火を通すことで食感がよくなる。刻みねぎをかけても。

かにかまの力を引き出す!

カロリー	たんぱく質	糖質
136kcal	11.0g	4.6g

やる気TIPS
ゆで卵はかためにゆでれば食べごたえが出て満腹中枢が刺激されます。

PART 04 大豆製品&卵のやせおかず・卵

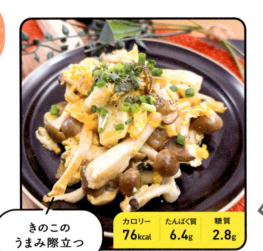

きのこのうまみ際立つ

カロリー	たんぱく質	糖質
76kcal	6.4g	2.8g

No.183 きのこと卵の中華風炒め
 フライパン

2人分

1. フライパンに**しめじ½株50g**(ほぐす)、**エリンギ½パック**(食べやすく切る)を入れてサッと炒める。
2. **溶き卵1個分**、鶏ガラの素大1、おろしにんにく小½を加え、炒め合わせる。

POINT! 卵がほどよくかたまればOK。刻みねぎや黒こしょうをふっても。

トロトロの卵をからめて

カロリー	たんぱく質	糖質
88kcal	6.2g	8.4g

No.184 キャベツと卵のソース炒め
 フライパン

2人分

1. フライパンで**キャベツ¼個**(一口大にちぎる)を炒める。
2. しんなりしたら弱火にし、**溶き卵1個分**、醤油大2、酒・ソース各大1、ラカント大½を加えて炒め合わせる。

POINT! 卵はボソボソにならないように弱火で炒めて。白ごまをふっても。

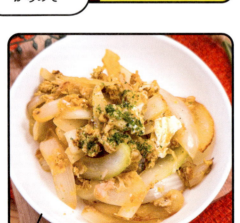

シャキシャキ玉ねぎが主役

カロリー	たんぱく質	糖質
102kcal	10.0g	8.3g

No.185 玉ねぎとツナと卵のカレー炒め
 フライパン

2人分

1. フライパンで**玉ねぎ1個**(薄切り)を炒める。
2. しんなりしたら弱火にし、**ツナ缶1個70g**(缶汁をきる)、**溶き卵1個分**、カレー粉大½、ラカント・塩こしょう各小1、おろしにんにく小½を加え、炒め合わせる。

POINT! 卵は弱火にして加え、好みのかたさになったら火を止める。好みで青のりをふっても。

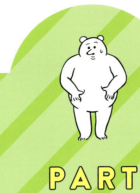

PART 05

代謝を助けるビタミンを補給！
野菜のやせおかず

代謝を助ける働きをするビタミンB群が
豊富な野菜を中心に選びました。
箸休めになるさっぱり味の副菜から、
メインにもなるしっかり味のおかずまで幅広く紹介。
肉や魚などたんぱく質といっしょに食べるとより効果的です。

PART 05 野菜のやせおかず・ブロッコリー

No.186 ツナと塩昆布で無限ブロッコリー
レンジ

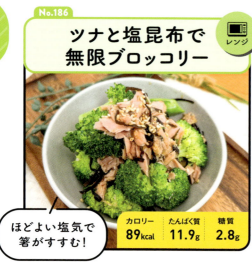

ほどよい塩気で箸がすすむ！

カロリー 89kcal　たんぱく質 11.9g　糖質 2.8g

2人分

1. ブロッコリー1株（小房に分ける）をラップで包み、2分チン。
2. 1、ツナ缶1個70g（缶汁をきる）、塩昆布大2、ごま油小1をボウルに入れてあえ、白ごま適量をふる。

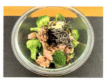

POINT! ブロッコリーは調理バサミで切りながら容器に入れるとラクチン。

No.187 シーフードブロッコリーのマヨあえ
レンジ

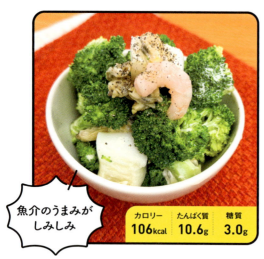

魚介のうまみがしみしみ

カロリー 106kcal　たんぱく質 10.6g　糖質 3.0g

2人分

1. 耐熱ボウルにブロッコリー1株（小房に分ける）、シーフードミックス（冷凍）50gを入れ、ラップをして3分チン。
2. 軽く水気をきり、マヨ大2、練りからし小1、塩こしょう少々を加えてあえる。黒こしょう適量をふる。

POINT! ストックしておける冷凍シーフードミックスが便利。凍ったまま加えてOK。

No.188 ブロッコリーのおひたし
レンジ

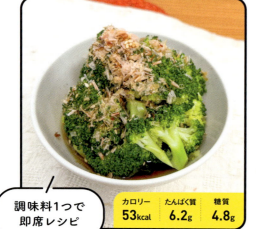

調味料1つで即席レシピ

カロリー 53kcal　たんぱく質 6.2g　糖質 4.8g

2人分

1. ブロッコリー1株（小房に分ける）をラップで包み、1分チン。
2. 麺つゆ大3とあえて粗熱を取る。かつお節・白ごま各適量をかける。

POINT! かつお節の風味とうまみでだしいらず。

PART 05 野菜のやせおかず・ブロッコリー

No.189 チーズペッパー焼きブロッコリー
フライパン

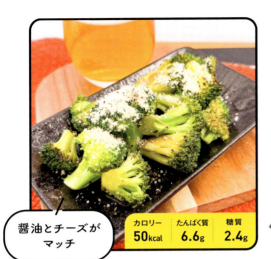

醤油とチーズがマッチ

2人分

1. フライパンにブロッコリー1株（小房に分ける）を入れて水大3を回しかけ、ふたをして焼き目がつくまで蒸し焼きにする。
2. 火が通ったら火を止め、醤油大1、塩こしょう小1/2で調味する。粉チーズ少々、黒こしょう適量をふる。

POINT! 軽く焼き目をつけると香ばしくておいしい。粉チーズでリッチな味わいに。

カロリー	たんぱく質	糖質
50kcal	6.6g	2.4g

No.190 丸ごとブロッコリーのトマト煮
レンジ

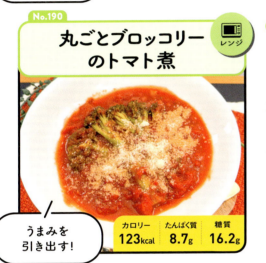

うまみを引き出す！

2人分

1. 耐熱ボウルにカットトマト缶1個400g、ケチャップ・顆粒コンソメ各大2、ラカント大1、おろしにんにく大1/2を入れて混ぜる。
2. 1にブロッコリー1株を加え、ラップをして7分チン。上下を返して再び7分チン。
3. 軽くほぐして器に盛り、粉チーズ小1をふる。

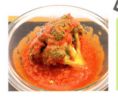

POINT! 丸ごとじっくり蒸してうまみを出す。仕上げに黒こしょうをふるのもおすすめ。

カロリー	たんぱく質	糖質
123kcal	8.7g	16.2g

No.191 ブロッコリーと鶏ひき肉でオムレツ
フライパン

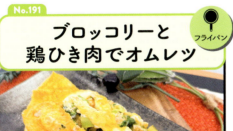

具だくさんで満足度大！

2人分

1. 卵2個と牛乳大1を混ぜ合わせる。
2. フライパンに鶏むねひき肉50g、ブロッコリー1/4株（1cm角に切る）を入れて塩こしょう小1をふり、サッと炒める。
3. 弱火にし、1を加えて混ぜ、オムレツの形に成形する。

POINT! たんぱく質が豊富な食材を組み合わせて。ブロッコリーはなじむように小さく角切りに。

カロリー	たんぱく質	糖質
128kcal	13.4g	1.3g

やる気TIPS

ブロッコリーは数ある野菜の中でもトップクラスのたんぱく質量です。

PART 05 野菜のやせおかず・キャベツ

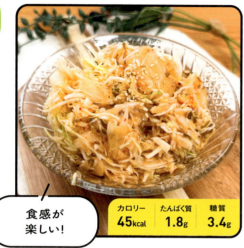

食感が楽しい!

No.192 もずくキャベツキムチ

2人分

せん切りキャベツ(市販)1袋150g、味つけもずく1パック70g、キムチ50g、鶏ガラの素・ごま油各小1を混ぜ合わせる。白ごま適量をふる。

POINT! 材料を混ぜるだけ。もずくとキムチを使って味わい豊かに。

カロリー	たんぱく質	糖質
45kcal	1.8g	3.4g

No.193 キャベツたっぷりお好み焼き

 フライパン

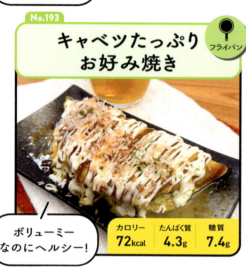

ボリューミーなのにヘルシー!

2人分

1. フライパンに卵1個、麺つゆ・片栗粉各大1を入れて混ぜ合わせる。
2. 1にせん切りキャベツ(市販)1袋150gを広げて加え、ふたをして3分加熱する。火が通ったら半分に折りたたむ。
3. ソース・マヨ各適量をかけ、かつお節・青のり各適量をふる。

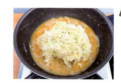

POINT! 卵液はフライパンの中で混ぜると効率的。キャベツを均等に広げて。

カロリー	たんぱく質	糖質
72kcal	4.3g	7.4g

No.194 キャベツの丸ごとステーキ

フライパン

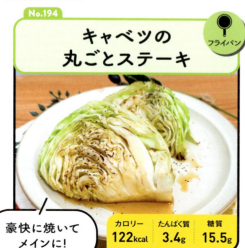

豪快に焼いてメインに!

2人分

A 醤油・みりん・酒各大2、酢大1、ラカント大1/2、おろしにんにく小1/2

1. フライパンにオリーブ油小1を熱してキャベツ1/4個(8等分に切る)を入れ、塩こしょう小1/2をふって火にかける。
2. 全体に焼き目がついたら弱火にし、**A**を加えて軽く煮詰める。黒こしょう適量をふる。

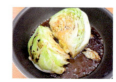

POINT! 焼くときは、切り口を下にして両面に軽く焼き目をつけて。

カロリー	たんぱく質	糖質
122kcal	3.4g	15.5g

PART 05 野菜のやせおかず・キャベツ

No.195 キャベツとちくわの煮びたし
レンジ

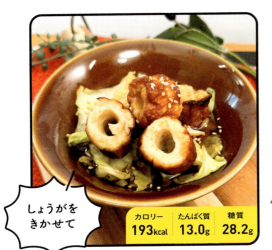

しょうがをきかせて

2人分

1. 耐熱ボウルにキャベツ1/8個、ちくわ3本(ともに食べやすくちぎる)、麺つゆ大6、醤油・みりん各大2、おろししょうが小1を入れて混ぜる。
2. ラップをして3分チンし、混ぜて再び3分チン。白ごま適量をふる。

POINT! 具材は手でちぎると味がしみやすくなる。

カロリー 193kcal / たんぱく質 13.0g / 糖質 28.2g

No.196 キャベツとツナの煮物
レンジ

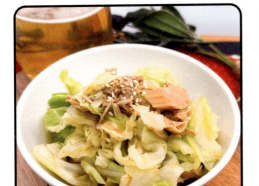

ホッとする和風味

2人分

1. 耐熱ボウルにキャベツ1/8個(食べやすくちぎる)、ツナ缶1個70g(缶汁をきる)、麺つゆ大3、醤油・みりん各大1を入れて混ぜる。
2. ラップをして3分チンし、混ぜて再び3分チン。白ごま適量をふる。

POINT! ツナ缶はオイルなしの水煮缶を使ってカロリーカット。

カロリー 82kcal / たんぱく質 7.9g / 糖質 10.1g

No.197 キャベツときのこのカレー炒め
フライパン

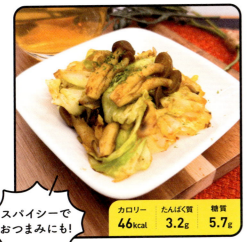

スパイシーでおつまみにも!

2人分

1. フライパンにキャベツ1/4個(食べやすくちぎる)、しめじ1/2株(ほぐす)を入れてサッと炒める。
2. 火を止め、カレー粉大1/2、塩こしょう・ラカント各小1を加えて混ぜる。

POINT! キャベツの食感が残るくらいで火を止めて。好みでドライパセリを。

カロリー 46kcal / たんぱく質 3.2g / 糖質 5.7g

やる気TIPS
キャベツはビタミンCや食物繊維を多く含み、かさ増しにも役立つ食材。

PART 05 野菜のやせおかず・トマト

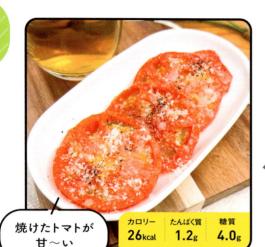

焼けたトマトが甘〜い

カロリー	たんぱく質	糖質
26kcal	1.2g	4.0g

No.198

おつまみ焼きトマト

2人分

耐熱皿に**トマト1個**（1cm厚さに切る）を並べ、塩こしょう・粉チーズ各小1をふり、トースターで7分焼く。黒こしょう適量をふる。

 耐熱の器で作ればそのまま食卓へ。トースター加熱後はやけどに注意して。

No.199

スライストマトの麺つゆしょうがあえ

2人分

麺つゆ大2、醤油・酢各小1、おろししょうが小1/2を混ぜ合わせ、器に盛った**トマト1個**（1cm厚さに切る）に回しかける。かつお節適量をのせる。

 冷やして食べてもおいしい。

さっぱり感がうれしい

カロリー	たんぱく質	糖質
35kcal	1.5g	6.3g

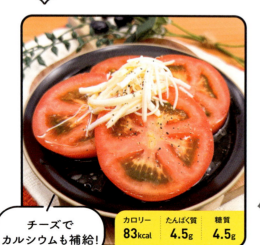

チーズでカルシウムも補給！

カロリー	たんぱく質	糖質
83kcal	4.5g	4.5g

No.200

裂けるチーズでカプレーゼ

2人分

1. 器に**トマト1個**（1cm厚さに切る）を盛り、裂けるチーズ1本（裂く）を散らす。
2. 水・酢各大1、醤油大1/2、オリーブ油小1を混ぜ合わせ、1に回しかける。黒こしょう適量をふる。

 裂けるチーズで塩気と食感が加わり、満足感が出る。

PART 05 野菜のやせおかず・トマト

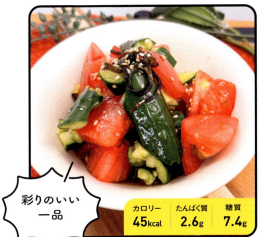

彩りのいい一品

No.201 トマトときゅうりの塩昆布あえ

2人分

1. 袋にきゅうり1本を入れ、麺棒でたたいて粗く砕く。
2. 1、トマト1個(食べやすく切る)、塩昆布大2、ポン酢・麺つゆ各大1をあえる。白ごま適量をふる。

POINT! きゅうりはたたくことで、味がしみやすくなる。

カロリー	たんぱく質	糖質
45kcal	2.6g	7.4g

No.202 トマトと豆腐のチーズ焼き

 トースター

2人分

1. グラタン皿にトマト1個(角切り)、絹ごし豆腐150g(一口大にほぐす)を広げ入れる。
2. 塩こしょう小1/2、マヨ大1、ピザ用チーズ大2を順に加え、トースターで5分焼く。黒こしょう適量をふる。

マヨ×チーズで至福!

POINT! 調味料とチーズは全体に広げる。豆腐は手で割ると味がしみやすい。

カロリー	たんぱく質	糖質
109kcal	6.5g	5.0g

No.203 トマトと卵のカレー炒め

 フライパン

2人分

1. フライパンでトマト1個(食べやすく切る)をサッと炒める。
2. 溶き卵1個分、カレー粉大1/2、塩こしょう小1を加え、卵がかたまるまで加熱する。黒こしょう適量をふる。

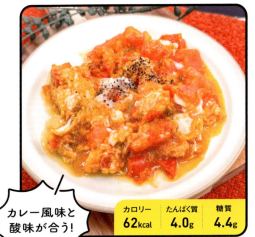

カレー風味と酸味が合う!

POINT! 卵は加熱しすぎず、トロトロ感を残すのがおすすめ。

カロリー	たんぱく質	糖質
62kcal	4.0g	4.4g

やる気TIPS

トマトは抗酸化作用のあるリコピンを多く含み、美容効果が期待できます。

PART 05 野菜のやせおかず・小松菜

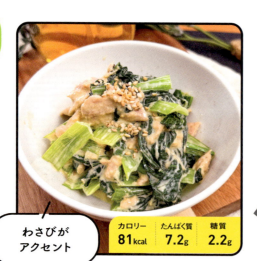

わさびがアクセント

カロリー	たんぱく質	糖質
81kcal	7.2g	2.2g

No.204 小松菜のツナマヨわさびあえ レンジ

2人分

1. 耐熱ボウルに**小松菜2株**を入れ、ラップをして2分半チン。水気を絞って食べやすく切る。
2. **1**と**ツナ缶1個70g**(缶汁をきる)、マヨ大2、醤油大1、練りわさび小1をあえる。白ごま適量をふる。

POINT! 加熱後の小松菜を切るときは、調理バサミを使うとラク。

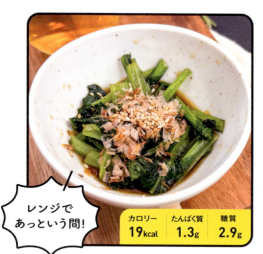

レンジであっという間！

カロリー	たんぱく質	糖質
19kcal	1.3g	2.9g

No.205 小松菜の煮びたし レンジ

2人分

1. 耐熱ボウルに**小松菜2株**を入れ、ラップをして2分半チン。水気を絞って食べやすく切る。
2. **1**と麺つゆ大2、醤油大1/2、おろししょうが小1/2をあえる。かつお節・白ごま各適量をかける。

POINT! だし代わりにかつお節をかけて。冷やして食べてもgood。

No.206 小松菜ときのこの味噌炒め風 フライパン

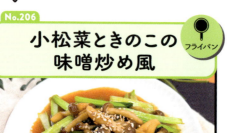

味噌味でこっくり！

カロリー	たんぱく質	糖質
93kcal	4.5g	12.2g

2人分

A みりん大2、醤油・味噌・ラカント各大1、おろしにんにく小1

1. フライパンで**小松菜1/2袋100g**(食べやすく切る)、**しめじ1/2株50g**(ほぐす)をサッと炒める。
2. しんなりしてきたら弱火にし、**A**を加えてサッとからめる。白ごま適量をふる。

POINT! 調味料は混ぜて味噌を溶かしておく。加えたら、煮立たせず軽く加熱する程度に。

PART **05** 野菜のやせおかず・ほうれん草

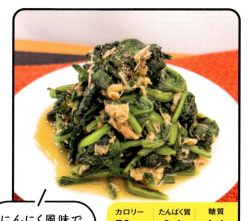

にんにく風味で食べごたえアップ

No.207 ツナとほうれん草炒め（フライパン）

2人分

1. フライパンでほうれん草1袋200g（食べやすく切る）、ツナ缶1個70g（缶汁をきる）をサッと炒める。
2. 弱火にし、醤油大1、ラカント・おろしにんにく各小½を加える。黒こしょう適量をふる。

POINT! ほうれん草は加熱しすぎると水分が出るので、サッと火を通す程度に。

カロリー	たんぱく質	糖質
52kcal	8.6g	1.6g

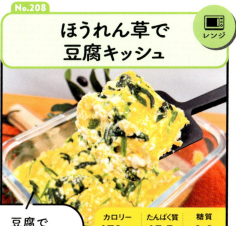

豆腐でふんわり

No.208 ほうれん草で豆腐キッシュ（レンジ）

2人分

1. 容器にほうれん草½袋100g（3cm長さに切る）を入れ、ラップをして2分チン。冷水にさらして水気を絞る。
2. 同じ容器に1、絹ごし豆腐150g、卵3個、牛乳大2、顆粒コンソメ大1を入れて混ぜる。
3. ラップなしで7分チン。粉チーズ適量をふる。

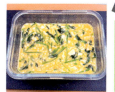

POINT! 容器にすべての材料を入れたら、豆腐を崩しながら全体がなじむようによく混ぜて。

カロリー	たんぱく質	糖質
178kcal	15.5g	3.8g

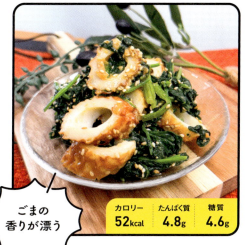

ごまの香りが漂う

No.209 ほうれん草とちくわのごまあえ（レンジ）

2人分

1. ほうれん草½袋100gをラップで包み、2分チン。冷水にさらして水気を絞る。
2. 1、ちくわ1本（ともに食べやすく切る）、ラカント大1、麺つゆ大½、味噌小1、白ごま小½をあえる。

POINT! 仕上げにかつお節をふってさらに風味をプラスしても。

カロリー	たんぱく質	糖質
52kcal	4.8g	4.6g

やる気TIPS 小松菜はカルシウム、ほうれん草はビタミン類や鉄分、食物繊維が豊富。

PART 05

野菜のやせおかず・アスパラガス

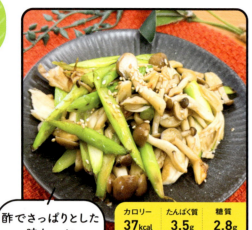

酢でさっぱりとした味わいに

カロリー	たんぱく質	糖質
37kcal	3.5g	2.8g

No.210 アスパラときのこの中華風炒め
フライパン

2人分

1. フライパンでアスパラガス5本(斜め切り)、しめじ½株50g、まいたけ½パック50g(ともに食べやすくほぐす)をサッと炒める。
2. 火を止め、鶏ガラの素・酢各大½、おろしにんにく小½を加えて混ぜる。白ごま適量をふる。

POINT! アスパラは根元のかたい部分を除き、ピーラーで半分ほど皮をむいてから使って。

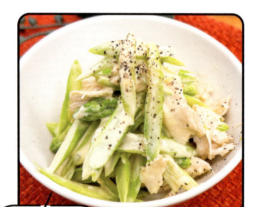

ささみを合わせておかず感を

カロリー	たんぱく質	糖質
89kcal	8.1g	2.2g

No.211 アスパラとささみのマヨポンあえ
レンジ

2人分

1. 容器に鶏ささみ1本50g(フォークで数か所刺す)、アスパラガス5本(斜め切り)を入れ、酒大1を回しかける。
2. ラップをして3分チン。汁気をきってささみをほぐし、マヨ大2、ポン酢大1、鶏ガラの素大½を加えてあえる。黒こしょう適量をふる。

POINT! ささみは中まで火が通るようにフォークで穴をあけておく。

糖質オフで罪悪感なし!

カロリー	たんぱく質	糖質
45kcal	3.8g	3.9g

No.212 アスパラと白滝のクリームパスタ風
フライパン

2人分

1. フライパンでアスパラガス5本(斜め切り)、白滝100gをサッと炒める。
2. 火が通ったら、牛乳大3、顆粒コンソメ大½、おろしにんにく小½を加えて軽く煮詰める。粉チーズ大1、黒こしょう適量をふる。

POINT! 白滝はアク抜き不要のものを選ぶとラク。にんにくと粉チーズで満足感を出して。

PART 05 野菜のやせおかず・さつまいも

No.213 さつまいもと牛こまの甘辛炒め

レンジ / フライパン

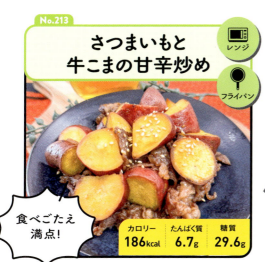

食べごたえ満点！

2人分

1. 耐熱ボウルにさつまいも150g（皮つきのまま乱切り）を入れ、ラップをして4分チン。
2. フライパンに牛こま肉50g、1を入れてサッと炒める。
3. 火が通ったら弱火にし、麺つゆ大2、醤油・みりん・ラカント各大1を加えて混ぜる。白ごま適量をふる。

POINT さつまいもは大きめの乱切りにすることでボリューム感が出る。

カロリー	たんぱく質	糖質
186kcal	6.7g	29.6g

No.214 豆腐さつまいも餅

レンジ / フライパン

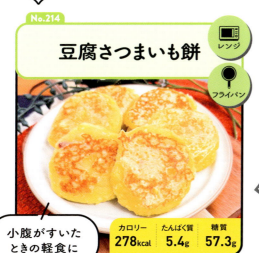

小腹がすいたときの軽食に

2人分

1. 耐熱ボウルにさつまいも300g（皮をむいて乱切り）を入れ、ラップをして5分チン。
2. 袋に1を移し、麺棒でたたいてペースト状にする。絹ごし豆腐150gを加えてなじませ、片栗粉大3を加えてもみ混ぜる。
3. 2を一口大の薄い円形にまとめ、フライパンで両面を焼く。

POINT カロリーオフのシロップをかければ、さらに満足感アップ。

カロリー	たんぱく質	糖質
278kcal	5.4g	57.3g

No.215 炊飯器でふかしいも

炊飯器

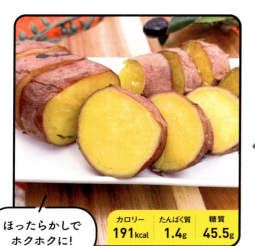

ほったらかしでホクホクに！

2人分

炊飯釜に水200ml、塩小1/2を入れて混ぜ、さつまいも300gを加えて通常炊飯。食べやすく切る。

POINT さつまいもが炊飯釜に入らない場合は、切って入れてもOK。甘みが足りなければラカントをふりかけても。

カロリー	たんぱく質	糖質
191kcal	1.4g	45.5g

やる気TIPS
さつまいもには食物繊維がたっぷり。糖質も多いので食べすぎには要注意。

PART 05 野菜のやせおかず・じゃがいも

No.216 炊飯器で豚こまじゃが

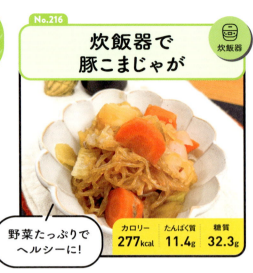

野菜たっぷりでヘルシーに!

カロリー	たんぱく質	糖質
277kcal	11.4g	32.3g

炊飯器

2人分

1. 炊飯釜に醤油・みりん・麺つゆ各大3、ラカント大1を入れて混ぜ合わせる。
2. 1に白滝100g(食べやすく切る)、じゃがいも2個300g、にんじん1本150g、玉ねぎ½個100g(ともに乱切り)、豚こま肉50gの順に加え、通常炊飯。

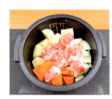

POINT! 白滝→野菜→豚肉の順に炊飯釜に入れて。野菜は大きすぎると炊飯釜に入らないので重量を目安に。

No.217 ツナマヨポテサラ

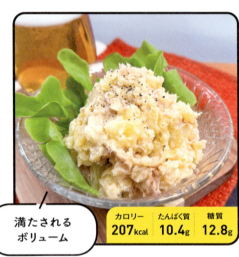

満たされるボリューム

カロリー	たんぱく質	糖質
207kcal	10.4g	12.8g

レンジ

2人分

1. 耐熱ボウルにじゃがいも2個380g(乱切り)を入れ、ラップをして6分チン。
2. じゃがいもをつぶし、ツナ缶1個70g(缶汁をきる)、マヨ大4、醤油大1、ラカント小1、塩こしょう小½を加えてあえる。黒こしょう適量をふる。

POINT! じゃがいもは熱いうちにつぶす。醤油で風味と塩気、ラカントで甘みを加えて。

No.218 コンソメマッシュポテト

牛乳でクリーミー!

カロリー	たんぱく質	糖質
114kcal	4.7g	14.1g

レンジ

2人分

1. 耐熱ボウルにじゃがいも2個380g(乱切り)と牛乳大4を入れ、ラップをして6分チン。
2. 1をつぶし、顆粒コンソメ大½、ラカント小1を加えて混ぜる。

POINT! じゃがいもは牛乳を加えるとなめらかになる。好みでドライパセリをふって。

PART 05 野菜のやせおかず・じゃがいも、長いも

No.219 ノンオイルハッシュドポテト
レンジ / フライパン

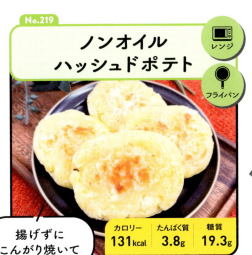

揚げずにこんがり焼いて

2人分

1. 耐熱ボウルにじゃがいも2個380g(乱切り)を入れ、ラップをして6分チン。
2. 1をつぶし、片栗粉大2、牛乳大1を加えて混ぜる。
3. 5mm厚さの小判形にまとめ、フライパンで両面を焼く。塩少々をふる。

POINT! じゃがいもは細かくつぶし、片栗粉を混ぜると成形しやすくなる。

カロリー 131kcal / たんぱく質 3.8g / 糖質 19.3g

No.220 しばき長いも
フライパン

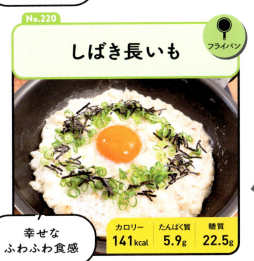

幸せなふわふわ食感

2人分

1. 袋に長いも200gを入れ、麺棒でたたいてペースト状にする。
2. 1に片栗粉・麺つゆ各大2、卵白1個分を加えてもみ混ぜる。
3. フライパンに2を流し入れ、ふたをして4分焼く。卵黄1個分をのせ、刻みのり・刻みねぎ各適量をかける。

POINT! 長いもはひげをこすり落とすようにしっかりと水洗いして使って。

カロリー 141kcal / たんぱく質 5.9g / 糖質 22.5g

No.221 長いもの和風ステーキ
フライパン

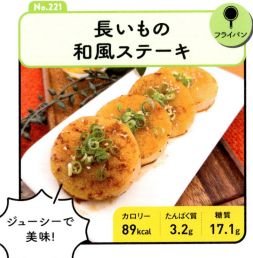

ジューシーで美味!

2人分

A 醤油・麺つゆ各大1、みりん・ラカント各大½、おろしにんにく小½

1. フライパンに長いも200g(1cm厚さに切る)を入れて両面をしっかり焼く。
2. 弱火にし、混ぜ合わせた**A**を加えて軽く煮詰める。刻みねぎ・白ごま各適量をふる。

POINT! 長いもは表面に焼き色をつけて火が通るまで、じっくり焼き上げて。

カロリー 89kcal / たんぱく質 3.2g / 糖質 17.1g

やる気TIPS

長いもの粘り成分には、粘膜保護や消化促進の役割があり、腸にやさしい。

PART 05 野菜のやせおかず・かぼちゃ

No.222 かぼちゃのヘルシー煮つけ

レンジ

あと一品欲しいときに!

カロリー 133kcal　たんぱく質 3.9g　糖質 27.1g

2人分

A 麺つゆ・水各大5、醤油・みりん・ラカント各大1

1 容器にAを入れて混ぜ合わせる。

2 かぼちゃ200g(食べやすく切る)を加え、ラップをして3分チン。上下を返して再び3分チン。

POINT! いったん取り出して上下を返すことで、加熱ムラがなくなる。

No.223 かぼちゃと鶏そぼろの甘辛焼き

レンジ / フライパン

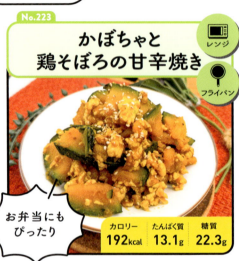

お弁当にもぴったり

カロリー 192kcal　たんぱく質 13.1g　糖質 22.3g

2人分

A 醤油・みりん各大1、ラカント小1、おろしにんにく・おろししょうが各小½

1 容器にかぼちゃ200g(5mm幅の薄切り)を入れ、ラップをして3分チン。

2 フライパンで鶏ひき肉100gを炒める。

3 肉に火が通ったら弱火にし、1、Aを加えて軽く煮詰める。白ごま適量をふる。

POINT! かぼちゃは薄く切ってレンジ加熱すると時短になり、味がからみやすくなる。

No.224 揚げないかぼちゃスコップコロッケ

レンジ / トースター

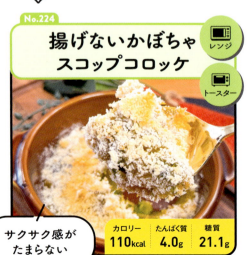

サクサク感がたまらない

カロリー 110kcal　たんぱく質 4.0g　糖質 21.1g

2人分

1 容器にかぼちゃ200g(小さめの乱切り)、牛乳大3を入れ、ラップをして6分チン。

2 麺棒などでつぶし、顆粒コンソメ・ラカント各大½を加えて混ぜる。

3 耐熱皿に2を入れ、パン粉大2、粉チーズ大½を順にかけてトースターで5分焼く。

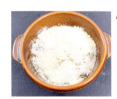

POINT! パン粉と粉チーズを全体にまんべんなくかけて。仕上げにドライパセリをふっても。

PART 05 野菜のやせおかず・ピーマン

No.225 ピーマンの塩昆布と白ごまあえ 〔レンジ〕

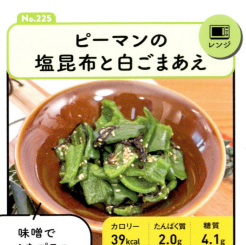

味噌でコクをプラス

2人分

A 塩昆布・麺つゆ各大1、味噌・ラカント・白ごま各小1

1 容器にピーマン4個(食べやすくちぎる)を入れ、ラップをして2分チン。
2 水気を軽く絞り、Aを加えてあえる。

POINT! ピーマンは手でちぎることで味がしみやすくなり、洗い物も減らせる。

カロリー	たんぱく質	糖質
39kcal	2.0g	4.1g

No.226 ピーマンと鶏ひき肉で中華風炒め 〔フライパン〕

ソースでこってり味

2人分

1 フライパンに鶏ひき肉100g、ピーマン2個(食べやすくちぎる)、白滝200gを入れて炒める。
2 火が通ったら弱火にし、鶏ガラの素・ソース・酢各大1、おろしにんにく小1/2を加えてサッと炒める。白ごま適量をふる。

POINT! 鶏ひき肉と白滝でヘルシーながらも満足感のあるボリュームに。

カロリー	たんぱく質	糖質
116kcal	11.6g	4.0g

No.227 ピーマンでチンジャオロース風 〔フライパン〕

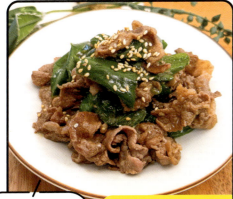

相性抜群の組み合わせ

2人分

1 フライパンで牛こま肉50g、ピーマン4個(食べやすくちぎる)をサッと炒める。
2 火が通ったら弱火にし、醤油・ソース各大1、鶏ガラの素大1/2を加えてサッとからめる。白ごま適量をふる。

POINT! ピーマンは歯ごたえが残るくらいの加熱具合で。

カロリー	たんぱく質	糖質
83kcal	6.4g	5.1g

やる気TIPS
かぼちゃは食物繊維を多く含む食材。甘い物欲も満たしてくれます。

PART 05 野菜のやせおかず・ピーマン

No.228 ピーマンとむね肉で酢豚風
フライパン

甘酢だれが絶品！

カロリー	たんぱく質	糖質
128kcal	19.2g	8.3g

2人分

A 酢・ケチャップ・ラカント各大2、醤油大1、鶏ガラの素大1/2、水溶き片栗粉(水大2、片栗粉小1/2)

1 フライパンで鶏むね肉150g(薄切り)、ピーマン3個(食べやすく切る)をサッと炒める。

2 火が通ったら弱火にし、混ぜ合わせたAを加えてとろみがつくまでサッとからめる。

POINT! だまにならないよう、調味料はよく混ぜ合わせてから加える。好みで白ごまを。

No.229 ピーマンときのこの卵炒め
フライパン

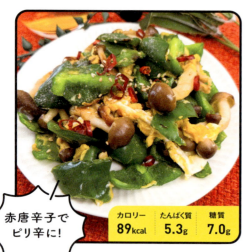

赤唐辛子でピリ辛に！

カロリー	たんぱく質	糖質
89kcal	5.3g	7.0g

2人分

A みりん大1、鶏ガラの素大1/2、おろしにんにく小1/2、赤唐辛子(輪切り)適量、塩こしょう少々

1 フライパンでピーマン3個(食べやすくちぎる)、しめじ1/2株50g(ほぐす)をサッと炒める。

2 溶き卵1個分、Aを加え、卵がかたまるまでふんわりサッと炒める。白ごま適量をふる。

No.230 ピーマンとちくわのきんぴら風
フライパン

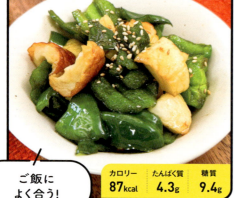

ご飯によく合う！

カロリー	たんぱく質	糖質
87kcal	4.3g	9.4g

2人分

1 フライパンにごま油小1を熱し、ピーマン3個(食べやすくちぎる)、ちくわ1本(食べやすく切る)をサッと炒める。

2 弱火にし、醤油・みりん各大1を加えてサッと炒める。白ごま適量をふる。

POINT! ちくわでうまみを加えつつ、たんぱく質もとれる。

PART 05 野菜のやせおかず・きゅうり

No.231 きゅうりとハムの白滝サラダ

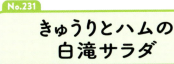
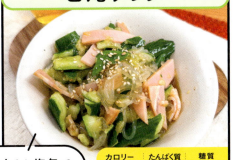

うまみと塩気で満足度大!

2人分

1. 袋にきゅうり1本を入れ、麺棒で軽くたたく。
2. 醤油・酢各大2、ごま油・鶏ガラの素各小1を混ぜ合わせる。
3. 1に2、白滝50g、ハム2枚(ともに食べやすく切る)を加えてもみ混ぜる。白ごま適量をふる。

 きゅうりはたたいて食感よく。調味料を具材によくもみ込んで味をなじませる。

カロリー	たんぱく質	糖質
79kcal	5.0g	3.1g

No.232 たたききゅうりの酢の物

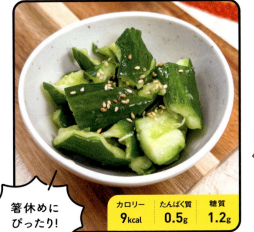

箸休めにぴったり!

2人分

1. 袋にきゅうり1本を入れ、麺棒でたたく。
2. 1、酢大1、ラカント大1/2、塩小1/4をあえる。白ごま適量をふる。

 麺棒がなければ、コップの底などを使ってもOK。

カロリー	たんぱく質	糖質
9kcal	0.5g	1.2g

No.233 無限たたききゅうり

パクパクいけちゃう

2人分

1. 袋にきゅうり1本を入れ、麺棒でたたく。
2. 1、ごま油小1、鶏ガラの素小1/2、おろしにんにく小1/4をあえる。白ごま適量をふる。

 ごま油とにんにくでやみつき感アップ。

カロリー	たんぱく質	糖質
27kcal	0.7g	1.2g

やる気TIPS

ピーマンはビタミンCが多め。生でも炒めても蒸してもおいしい優秀野菜。

PART 05 野菜のやせおかず・きゅうり

No.234 きゅうりとキムチの豚こま炒め

フライパン

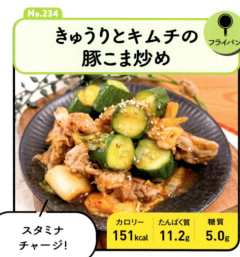

スタミナチャージ!

カロリー 151kcal　たんぱく質 11.2g　糖質 5.0g

2人分
1. フライパンに きゅうり1本（2〜3cm幅に切る）を入れて塩ひとつまみをふり、豚こま肉100g を加えてサッと炒める。
2. 弱火にし、キムチ50g、麺つゆ大2、ラカント・鶏ガラの素各大½、おろしにんにく小½を加えてサッと炒める。白ごま適量をふる。

POINT! 豚肉の色が変わったら、キムチや調味料を加える。きゅうりの食感が残るくらいがベスト。

No.235 きゅうりとささみのピリ辛あえ

レンジ

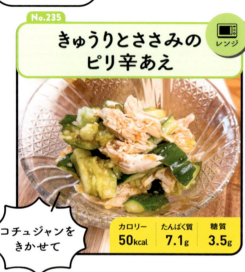

コチュジャンをきかせて

カロリー 50kcal　たんぱく質 7.1g　糖質 3.5g

2人分
1. 容器に鶏ささみ1本50g（フォークで数か所刺す）を入れて酒大1を回しかけ、ラップをして2分チン。
2. 袋にきゅうり1本を入れ、麺棒でたたく。
3. 1をほぐし、2、醤油大½、コチュジャン・ラカント各小1、おろしにんにく小½とあえる。白ごま適量をふる。

POINT! ささみは手でほぐし、きゅうりは麺棒でたたけば、包丁いらず。

No.236 きゅうりともやしの中華風サラダ

レンジ

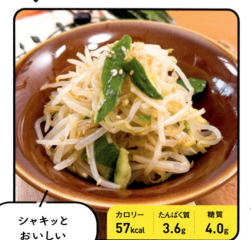

シャキッとおいしい

カロリー 57kcal　たんぱく質 3.6g　糖質 4.0g

2人分
1. 耐熱ボウルにもやし1袋200gを入れ、ラップをして3分チン。水気を絞る。
2. 袋にきゅうり1本を入れ、麺棒でたたく。
3. 1、2、醤油・酢各大2、ラカント大½、ごま油小1をあえる。白ごま適量をふる。

POINT! 加熱後もやしの水気をしっかりきることで、味がぼやけない。

PART **05** 野菜のやせおかず・にんじん

No.237 にんじんとツナのしりしり風 [レンジ]

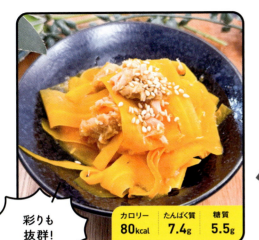

彩りも抜群！

2人分

容器ににんじん1本(ピーラーで薄切り)、ツナ缶1個70g(缶汁をきる)、麺つゆ大2、醤油大1、ごま油小1を入れて混ぜ、ラップをして3分チン。白ごま適量をふる。

POINT! にんじんの薄切りはピーラーを使えばラクチンで、仕上がりもきれい。

カロリー	たんぱく質	糖質
80kcal	7.4g	5.5g

No.238 にんじんときのこのきんぴら [フライパン]

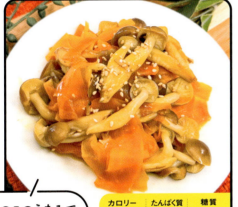

きのこのうまみで深い味に

2人分

A 麺つゆ・醤油・酒・みりん各大1、ラカント大½

1 フライパンにごま油小1を熱し、にんじん1本(ピーラーで薄切り)、しめじ½株(ほぐす)を炒める。

2 弱火にし、**A**を加えてサッと炒める。白ごま適量をふる。

POINT! にんじんは薄切りにすることで、加熱時間の短縮に。

カロリー	たんぱく質	糖質
91kcal	2.9g	9.5g

No.239 にんじんのひらひらからしマヨサラダ

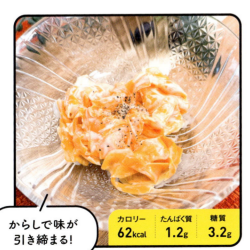

からしで味が引き締まる！

2人分

1 にんじん1本(ピーラーで薄切り)に塩小½をふってもみ、水気を絞る。

2 1をマヨ大2、醤油大½、練りからし小1であえる。黒こしょう適量をふる。

POINT! 味がなじむように、にんじんは塩もみしてしんなりさせる。

カロリー	たんぱく質	糖質
62kcal	1.2g	3.2g

やる気TIPS
ビタミンAを多く含み、甘みもあるにんじん。一年中手に入るのも魅力。

PART 05 野菜のやせおかず・ごぼう

No.240 ごぼうとこんにゃく、鶏ひき肉の炒め物

フライパン

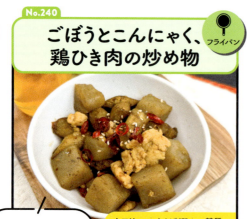

野菜メインでも大満足！

カロリー 196kcal　たんぱく質 9.2g　糖質 23.2g

2人分

A 麺つゆ・醤油・酒・みりん各大3、ラカント大1、おろししょうが小1

1 フライパンに鶏むねひき肉50g、洗いごぼう½本100g、こんにゃく½枚100g（ともに食べやすく切る）を入れて炒める。

2 火が通ったら弱火にし、Aを加えて軽く煮詰める。白ごま・赤唐辛子（輪切り）各適量をふる。

POINT! ごぼうとこんにゃくは調理バサミで切るとラクチン。

No.241 ごぼうチップス

トースター

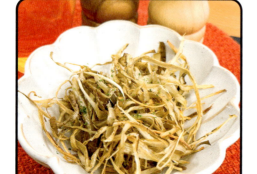

パリパリの食感が最高！

カロリー 16kcal　たんぱく質 0.6g　糖質 2.6g

2人分

天板に洗いごぼう¼本50g（ピーラーで薄切り）を並べ、トースターで5分焼く。塩・青のり各適量をふる。

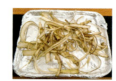

POINT! トースター加熱だから油不要でヘルシーな仕上がりに。

No.242 ごぼうと白滝の和風マヨサラダ

レンジ

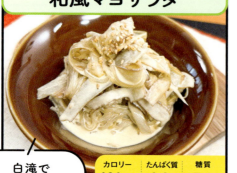

白滝でかさ増し！

カロリー 126kcal　たんぱく質 2.3g　糖質 7.4g

2人分

A マヨ大4、ラカント大1、醤油・麺つゆ・酢各大½、練りからし小1

1 耐熱ボウルに洗いごぼう½本100g（ピーラーで薄切り）、白滝100g（水気をきる）、水100㎖、酢大1を入れて混ぜ、ラップをして5分チン。

2 冷水で冷やして水気をきり、Aを加えてあえる。白ごま適量をふる。

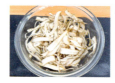

POINT! ごぼうのえぐみと白滝の臭みを取るため、加熱時に酢を加える。

PART 05 野菜のやせおかず・もやし

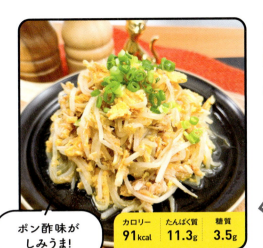

ポン酢味が しみうま!

No.243 もやしとツナ、卵のポン酢炒め
フライパン

2人分

1. フライパンにもやし1袋200g、ツナ缶1個70g（缶汁をきる）を入れてサッと炒める。
2. 卵1個、ポン酢大2、鶏ガラの素小½、おろしにんにく小½を加え、卵がかたまるまで炒める。刻みねぎ適量をかける。

POINT! もやしの食感が残るよう加熱しすぎず、手早く炒めるのがコツ。

カロリー	たんぱく質	糖質
91kcal	11.3g	3.5g

No.244 もやしと白滝で鶏ガラ塩炒め
フライパン

2人分

1. フライパンにごま油小1を熱し、白滝100g（食べやすく切る）、もやし1袋200gを入れて炒める。
2. 火が通ったら、鶏ガラの素大½、おろしにんにく小½を加えてサッと炒める。刻みねぎ・黒こしょう各適量をふる。

POINT! 調味料をからめたらすぐに火を止め、もやしのシャキシャキ感を残して。

お財布にも やさしい!

カロリー	たんぱく質	糖質
44kcal	2.1g	1.8g

No.245 鶏味噌もやし炒め
フライパン

2人分

1. フライパンで鶏もも肉50g（皮を取り、一口大に切る）を炒める。
2. 火が通ったら、もやし1袋200g、みりん大2、味噌大1、ラカント大½、おろしにんにく小½を加えてサッと炒める。刻みねぎ適量をかける。

POINT! みりんとラカントでやや甘めにし、肉が少なめでも満足感のある味わいに。

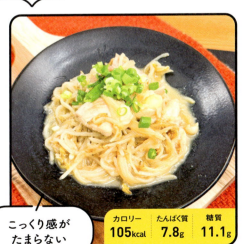

こっくり感が たまらない

カロリー	たんぱく質	糖質
105kcal	7.8g	11.1g

やる気TIPS
ごぼうに多く含まれているのが食物繊維。便秘解消を助けてくれます。

PART 05 野菜のやせおかず・玉ねぎ

No.246 玉ねぎ丸ごととろとろ蒸し 🔲レンジ

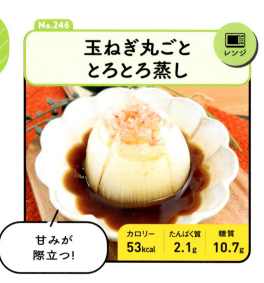

甘みが際立つ!

カロリー	たんぱく質	糖質
53kcal	2.1g	10.7g

2人分

1. 容器に水大3、麺つゆ・ポン酢各大2を入れて混ぜ合わせる。
2. 1に**玉ねぎ1個**(十字に切り込みを入れる)を加え、ラップをして7分チン。**かつお節**適量をのせる。

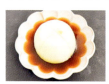

POINT! 玉ねぎは十字に切り込みを入れることで、中まで熱が通る。

No.247 玉ねぎと白滝の炒め物 🍳フライパン

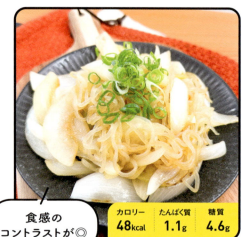

食感のコントラストが◎

カロリー	たんぱく質	糖質
48kcal	1.1g	4.6g

2人分

1. フライパンにごま油小1を熱し、**玉ねぎ½個**(薄切り)、**白滝½パック100g**(食べやすく切る)を入れて炒める。
2. 弱火にし、麺つゆ大1、鶏ガラの素大½を加えてサッと炒める。**刻みねぎ**適量をのせる。

POINT! 玉ねぎは食感が残るくらいの加熱具合がおすすめ。

No.248 オニオンサラダ

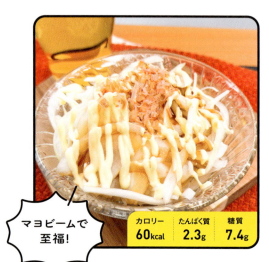

マヨビームで至福!

カロリー	たんぱく質	糖質
60kcal	2.3g	7.4g

2人分

玉ねぎ1個(薄切りにし、水にさらして水気を絞る)を器に盛り、マヨ大1、醤油大½、**かつお節**適量をかける。

POINT! 玉ねぎは水にさらして辛みを抜く。薄切りはスライサーを使うとラクチン。

PART 05 野菜のやせおかず・玉ねぎ

No.249 玉ねぎとさば缶のカレー炒め
フライパン

2人分

1. フライパンに玉ねぎ½個(薄切り)、さば缶(水煮)1個190g(水気をきる)を入れてサッと炒める。
2. 火が通ったら、カレー粉小½、塩小¼を加えて混ぜる。

POINT! さば缶を使えば手軽に魚を摂取できる。栄養もうまみもたっぷり。

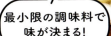
最小限の調味料で味が決まる!

カロリー **140kcal** / たんぱく質 **15.2g** / 糖質 **3.7g**

No.250 玉ねぎステーキのツナマヨのせ
フライパン

2人分

1. フライパンで玉ねぎ1個(1cm厚さの輪切り)を両面焼き、塩こしょう小½をふって器に盛る。
2. ツナ缶1個70g(缶汁をきる)、マヨ大2、醤油大½を混ぜ合わせて1にのせ、黒こしょう適量をふる。

POINT! 玉ねぎはじっくり焼いて甘みを引き出して。

香ばしい焼き目をつけて

カロリー **101kcal** / たんぱく質 **7.3g** / 糖質 **7.6g**

No.251 玉ねぎと鶏ひき肉のナポリタン風炒め
フライパン

2人分

1. フライパンに玉ねぎ½個(薄切り)と鶏むねひき肉100gを入れて炒める。
2. 火が通ったら弱火にし、ケチャップ大2、ソース大1、ラカント小1、顆粒コンソメ小½を加えてサッとからめる。

POINT! ケチャップとソースの濃厚さで物足りなさはなし。好みでドライパセリを。

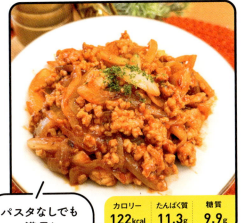
パスタなしでも満足!

カロリー **122kcal** / たんぱく質 **11.3g** / 糖質 **9.9g**

やる気TIPS
玉ねぎには血液サラサラ効果や、むくみ解消、抗酸化作用が期待できます。

PART 05 野菜のやせおかず・大根

No.252 大根とツナの煮物

レンジ

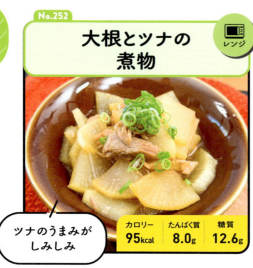

ツナのうまみがしみしみ

カロリー 95kcal　たんぱく質 8.0g　糖質 12.6g

2人分

1. 耐熱ボウルに麺つゆ大3、醤油・みりん・ラカント各大1を入れて混ぜ合わせる。
2. 1に大根¼本350g(5mm幅のいちょう切り)、ツナ缶1個70g(缶汁をきる)を加えて混ぜる。
3. ラップをして5分チンし、混ぜて再び5分チン。刻みねぎ適量をのせる。

POINT! 火が通りやすく、味がよくしみるように大根は薄めに切る。

No.253 大根ステーキ

フライパン

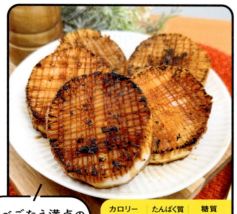

食べごたえ満点のごちそう!

カロリー 64kcal　たんぱく質 1.7g　糖質 10.1g

2人分

A｜醤油・みりん・酒・ラカント各大1、おろしにんにく小½

フライパンに大根¼本350g(2cm幅の輪切りにし、表面に格子状の切り目を入れる)を入れ、両面に焼き色をつける。火が通ったら弱火にし、Aを加えて軽く煮詰める。

POINT! 格子状の切り目を入れることで、中まで火が通りやすくなり、時短になる。

No.254 大根とかにかまのひらひらマヨサラダ

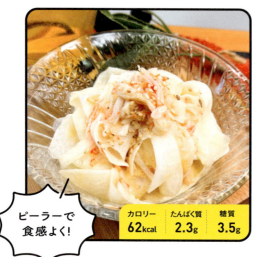

ピーラーで食感よく!

カロリー 62kcal　たんぱく質 2.3g　糖質 3.5g

2人分

ボウルに大根100g(ピーラーで薄切りにし、水にさらして水気をきる)、かに風味かまぼこ3本(裂く)、マヨ大2、醤油・麺つゆ・ラカント各大½を入れてあえる。白ごま適量をふる。

POINT! 大根は水にさらして辛みを抜く。水気をよくきってから調味して。

PART 05 野菜のやせおかず・オクラ

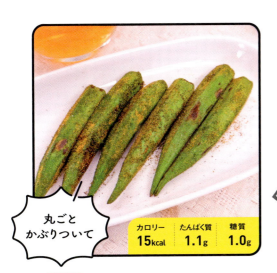

丸ごと かぶりついて

No.255 オクラの カレー炒め
フライパン

2人分

1 オクラ1袋6本に塩小1をふり、水洗いしてヘタとガクを除く。

2 フライパンで1をサッと焼き、火が通ったらカレー粉・塩各ひとつまみを加えてからめる。

POINT! オクラはネットに入れたまま塩をふり、こすりながら水洗いすれば、板ずり不要。

カロリー	たんぱく質	糖質
15kcal	1.1g	1.0g

No.256 オクラとエリンギの ピリ辛味噌炒め
フライパン

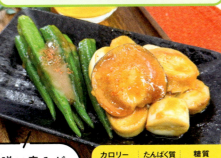

味噌×辛みが クセになる

2人分

1 オクラ1袋6本に塩小1をふり、水洗いしてヘタを除く。

2 フライパンに1、エリンギ1パック100g（2cm幅の輪切り）を入れてサッと炒める。

3 弱火にし、みりん大2、味噌・ラカント各大1、コチュジャン小1（あれば）を加えてからめる。

POINT! エリンギは輪切りにするとしっかりした歯ごたえに。好みで一味唐辛子をふって。

カロリー	たんぱく質	糖質
94kcal	3.8g	12.7g

No.257 オクラの ペペロンチーノ炒め
フライパン

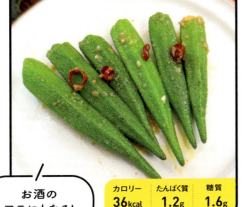

お酒の アテにもなる！

2人分

1 オクラ1袋6本に塩小1をふり、水洗いしてヘタを除く。

2 フライパンに1、オリーブ油小1、おろしにんにく・赤唐辛子（輪切り）・顆粒コンソメ各小½を入れ、サッと炒める。

POINT! オクラを炒めながらオリーブ油やにんにくの風味をまとわせる。

カロリー	たんぱく質	糖質
36kcal	1.2g	1.6g

やる気 TIPS

大根は食物繊維が豊富。大根を乾燥させた切り干し大根はストックできて便利。

PART 05 野菜のやせおかず・きのこ

No.258 えのきでオムそば風 [レンジ]

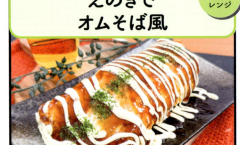

食感のよさで腹がふくれる！

カロリー **111kcal** / たんぱく質 **9.1g** / 糖質 **5.2g**

2人分

1. 大きめの耐熱皿にラップを2枚重ねて敷き、卵2個、麺つゆ大1を入れて混ぜ合わせる。
2. 1にえのき1株(ほぐす)を広げて加え、塩こしょう小½をふり、ラップをして4分チン。
3. えのきを包むように卵生地を半分に折りたたみ、ラップを引き抜く。ソース・マヨ・青のり各適量をかける。

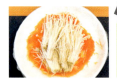

POINT! 卵液の上にえのきをのせる。ラップ2枚は十字に敷いてすき間をなくす。

No.259 えのきとこんにゃくのピリ辛煮風 [レンジ]

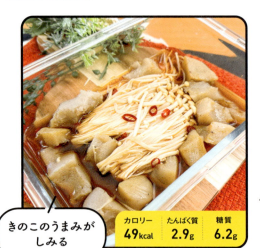

きのこのうまみがしみる

カロリー **49kcal** / たんぱく質 **2.9g** / 糖質 **6.2g**

2人分

A 麺つゆ大3、醤油・酒各大1、ラカント大½、赤唐辛子(輪切り)適量

容器に**えのき½株**(ほぐす)、**こんにゃく½枚100g**(食べやすくちぎる)、**A**を入れて混ぜ合わせ、ラップをして4分チン。

POINT! こんにゃくはちぎると味がしみる。赤唐辛子の量は好みで調整して。

No.260 無限おつまみきのこ [レンジ]

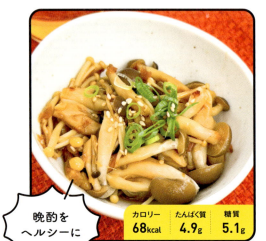

晩酌をヘルシーに

カロリー **68kcal** / たんぱく質 **4.9g** / 糖質 **5.1g**

2人分

A 麺つゆ・醤油各大1、ごま油小1、おろしにんにく・おろししょうが各小½、かつお節1パック1.5g

容器に**A**、**えのき・しめじ各½株**(ともにほぐす)を入れて混ぜ合わせ、ラップをして4分チン。刻みねぎ・白ごま各適量をかける。

POINT! きのこは2種使うと食感の違いを楽しめて満足度アップ。

PART 05 野菜のやせおかず・きのこ

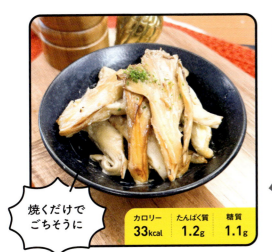

焼くだけでごちそうに

No.261 まいたけのマヨソテー
フライパン

2人分

1. フライパンでまいたけ1パック100g（ほぐす）を焼く。
2. マヨ大1、醤油大½、おろしにんにく小½を加え、からめながら炒める。青のり適量をかける。

POINT! まいたけは大きめにほぐし、じっくり焼き目をつけてうまみを引き出して。

カロリー	たんぱく質	糖質
33kcal	1.2g	1.1g

No.262 たっぷりきのこのふわふわ豆腐グラタン
レンジ

2人分

1. 容器にえのき・しめじ各¼株、まいたけ・エリンギ各¼パック25g（すべて食べやすく切る）、絹ごし豆腐150g、マヨ大1、顆粒コンソメ大½を入れ、よく混ぜる。
2. ピザ用チーズ30gを散らし、ラップをして3分チン。

POINT! レンジ加熱後、トースターで焦げ目をつけてもおいしい。好みでドライパセリを。

うまみがギュッと凝縮！

カロリー	たんぱく質	糖質
138kcal	9.9g	3.8g

No.263 ごろごろきのこの塩昆布ソテー
フライパン

2人分

1. フライパンにオリーブ油小1を熱し、えのき・しめじ各¼株、まいたけ・エリンギ各¼パック25g（すべて食べやすく切る）を入れてサッと焼く。
2. 火が通ったら、塩昆布大1を加えて混ぜる。

POINT! きのこは調理バサミで切りながらフライパンに入れていくとスムーズ。

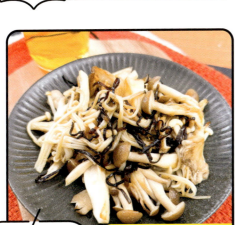

味つけは塩昆布だけで十分！

カロリー	たんぱく質	糖質
45kcal	2.4g	2.4g

やる気TIPS
低カロリーで食物繊維たっぷりのきのこ。うまみ成分が多く、いいだしが出ます。

ヘルシーに飲みたい！やせつまみ

column 2

No.264 ヘルシーねぎま風おつまみ

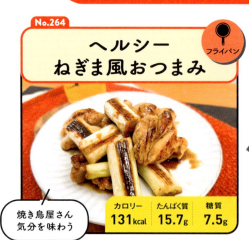

フライパン

焼き鳥屋さん気分を味わう

カロリー	たんぱく質	糖質
131kcal	15.7g	7.5g

2人分

1. フライパンに鶏もも肉150g（皮を取って一口大に切る）、長ねぎ1本（3cm幅に切る）を入れ、塩こしょう小¼をふって炒める。
2. 火が通ったら弱火にし、醤油・みりん各大1、ラカント大½を加えて軽く煮詰める。

POINT! 鶏肉もねぎもあまり動かさずに焼き目をつけるように炒めると◎。

No.265 ねぎ塩砂肝炒め

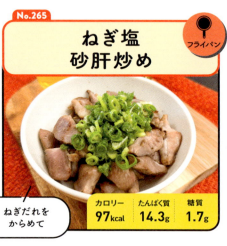

フライパン

ねぎだれをからめて

カロリー	たんぱく質	糖質
97kcal	14.3g	1.7g

2人分

A 刻みねぎ大3、酢（またはレモン汁）大1、鶏ガラの素大½、ごま油・おろしにんにく各小1

1. フライパンで砂肝150g（銀皮を除いて薄切り）を炒め、器に盛る。
2. Aを混ぜ合わせて1にかける。

POINT! 砂肝は下処理・スライス済みのものを買えばラクチン。仕上げに黒こしょうを。

No.266 砂肝と玉ねぎのさっぱり炒め

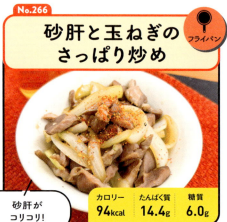

フライパン

砂肝がコリコリ！

カロリー	たんぱく質	糖質
94kcal	14.4g	6.0g

2人分

1. フライパンに砂肝150g（銀皮を除いて薄切り）、玉ねぎ½個（薄切り）を入れ、塩こしょう少々をふってサッと炒める。
2. 火が通ったら弱火にし、ポン酢大2、おろしにんにく小1を加えて混ぜる。七味唐辛子適量をふる。

POINT! 仕上げにかける七味唐辛子がピリリとアクセントに。

お酒を飲みたいけど、おつまみでカロリーを摂取したくない……。
そんなときにおすすめのサクッと作れるヘルシーな一品を紹介します。

No.267 マグロアボカドキムチユッケ風

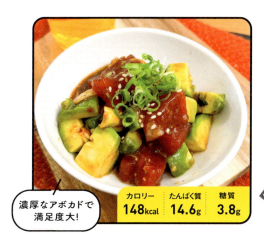

濃厚なアボカドで満足度大!

2人分

A｜醤油大1、ラカント大½、ごま油・コチュジャン各小1、おろしにんにく小½

マグロ(刺身用)100g、アボカド½個(ともに1〜2cm角に切る)、キムチ30g、Aを混ぜ合わせ、白ごま・刻みねぎ各適量をかける。

POINT! マグロとアボカドをサイコロ状に切ることで、食べやすく、見た目もきれいに。

カロリー	たんぱく質	糖質
148kcal	14.6g	3.8g

No.268 ボイルイカの酢味噌あえ

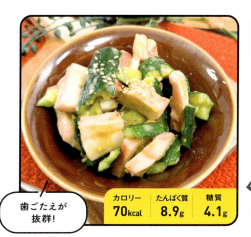

歯ごたえが抜群!

2人分

1 袋にきゅうり1本を入れ、麺棒で軽くたたく。

2 1にボイルイカ(生食用)100g、味噌大1、ラカント・酢各大½を加え、もみ混ぜる。白ごま適量をかける。

POINT! 一口大にカットされたボイルイカを使えば包丁も加熱も不要でラクちん。

カロリー	たんぱく質	糖質
70kcal	8.9g	4.1g

No.269 じゃばらたこの浜焼き風 （フライパン）

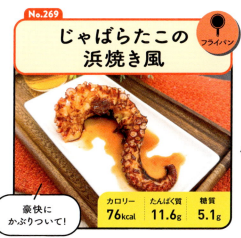

豪快にかぶりついて!

2人分

1 ゆでたこ100gの両脇に割り箸を置いて挟み、格子状に細かく切り込みを入れる。

2 フライパンで1をサッと焼く。

3 弱火にし、醤油・みりん各大1、ラカント大½、おろしにんにく小½を加えて軽く煮詰める。

POINT! 割り箸を両脇に置くと包丁のストッパーとなり、切り落とさず切り込みを入れられる。

カロリー	たんぱく質	糖質
76kcal	11.6g	5.1g

ヘルシーに飲みたい！やせつまみ

column 2

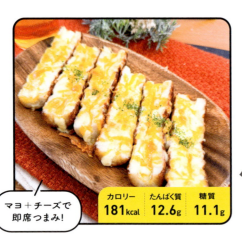

マヨ＋チーズで即席つまみ！

カロリー	たんぱく質	糖質
181kcal	12.6g	11.1g

No.270
ちくわのマヨチーズ焼き

トースター

2人分

1. ちくわ3本(縦半分に切る)の溝にマヨ大2を均等に塗り、ピザ用チーズ大4をかける。
2. トースターで3分焼く。

POINT! マヨとチーズは均等にかける。好みでドライパセリをふっても。

味つけでパンチ力をプラス

カロリー	たんぱく質	糖質
35kcal	1.6g	4.4g

No.271
ガーリック醤油焼きこんにゃく

フライパン

2人分

1. フライパンでこんにゃく1枚200g(1cm幅に切る)をカリッと焼く。
2. 弱火にし、醤油大2、みりん・ラカント各大1/2、おろしにんにく小1を加えて軽く煮詰める。

POINT! こんにゃくは動かさずにカリッとするまで両面をじっくり焼いて。

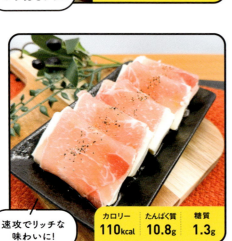

速攻でリッチな味わいに！

カロリー	たんぱく質	糖質
110kcal	10.8g	1.3g

No.272
豆腐の生ハム包み

2人分

1. 生ハム50gで絹ごし豆腐150g(1cm幅に切る)を包み、器に盛る。
2. 醤油・酢・ラカント各大1/2を混ぜ合わせ、1にかける。黒こしょう適量をかける。

POINT! スライスした豆腐を生ハム1〜2枚でそれぞれ巻く。

No.273 きゅうりと長いものポリポリサラダ

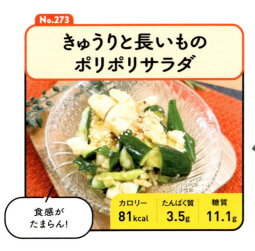

食感がたまらん!

カロリー	たんぱく質	糖質
81kcal	3.5g	11.1g

2人分

A｜醤油・麺つゆ各大2、ラカント大½、ごま油小1、おろししょうが小½

1. 厚手の袋に長いも100g、きゅうり1本を入れ、麺棒で軽くたたく。
2. 1にAを加えてもみ混ぜ、白ごま適量をかける。

POINT! 長いもときゅうりを一緒にたたけば、時短&味しみ。ほどよく形を残して。

No.274 揚げずに焼きポテト トースター

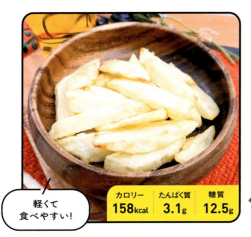

軽くて食べやすい!

カロリー	たんぱく質	糖質
158kcal	3.1g	12.5g

2人分

1. 袋にじゃがいも2個(皮をむいてくし形切り)、小麦粉大1を入れてふり、全体にまぶす。油大1を加えて全体になじませる。
2. 天板に1を重ならないように並べ、トースターで8分、上下を返してさらに8分焼く。

POINT! 好みで塩やドライパセリ、ケチャップをかけてどうぞ。

No.275 もやしとあさりの無限ナムル レンジ

あさりのだしが美味

カロリー	たんぱく質	糖質
59kcal	4.3g	2.7g

2人分

1. 耐熱ボウルに乾燥わかめ1つかみ、もやし1袋200g、冷凍あさり(むき身)大2を順に入れ、ラップをして4分チン。
2. 汁気をきり、鶏ガラの素大½、ごま油小1、おろしにんにく小½を加えてあえる。白ごま適量をふる。

POINT! わかめは乾燥のまま、あさりは冷凍のままでOK。もやしの水分をよくきってから調味して。

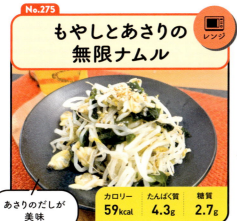

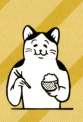

PART

06

我慢せずに米を食べる!
ヘルシーご飯もの

我慢のダイエットはストレスがたまって続きません。
安心してご飯をかきこめるように、
むね肉や刺身、豆腐や野菜などの低カロリーな食材で、
しっかり食べごたえのあるご飯ものを考案しました。
少量で満腹になるオートミールもおすすめです。

PART 06 ヘルシーご飯もの・肉

No.276 むね肉でヘルシーユッケ風丼
フライパン

1人分

A 醤油大1、ラカント大½、ごま油・コチュジャン各小1、おろしにんにく小½

フライパンで**鶏むね肉100g**（斜めに薄切り）を焼く。弱火にし、**A**を加えて煮詰め、**ご飯1膳**にのせる。

POINT! むね肉は薄切り肉にするとやわらかく仕上がる。調味料は弱火にして加えて。好みで刻みねぎを。

筋トレ後にもおすすめ！

カロリー	たんぱく質	糖質
491kcal	56.7g	78.4g

No.277 鶏ひき肉でヘルシーキーマカレー
レンジ

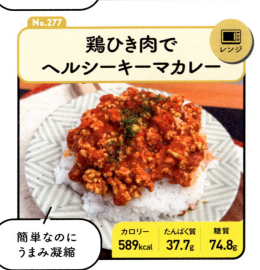

1人分

1. 容器に**カットトマト缶¼個100g**、ラカント大½、カレー粉小1、塩小½を入れて混ぜる。
2. **鶏ひき肉150g**を加えて軽く混ぜ、ラップをして3分チン。混ぜて再び3分チン。**ご飯1膳**にかける。

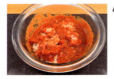

POINT! ひき肉を入れたら軽く混ぜる程度でOK。好みでドライパセリをかけても。

簡単なのにうまみ凝縮

カロリー	たんぱく質	糖質
589kcal	37.7g	74.8g

No.278 鶏ひき肉でヘルシービビンバ風
フライパン

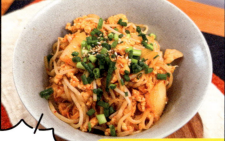

1人分

1. フライパンで**鶏ひき肉100g**を炒める。
2. 火が通ったら、**もやし½袋100g**、**キムチ50g**、鶏ガラの素大½、ラカント・コチュジャン各小1、おろしにんにく小½を加えてさらに炒め、**ご飯1膳**にのせる。

POINT! 野菜を加えたら加熱しすぎず、食感よく仕上げて。好みで刻みねぎや白ごまを。

もやしの食感がキモ

カロリー	たんぱく質	糖質
533kcal	29.7g	77.6g

やる気TIPS
低脂質な鶏ひき肉ですが、中でもむねは低カロリーなので積極的に使って。

129

PART 06 ヘルシーご飯もの・肉

No.279 やる気1％そぼろ丼

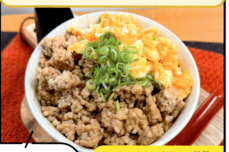

お弁当の定番!

カロリー 595kcal / たんぱく質 36.9g / 糖質 76.3g

1人分

1. 容器に鶏ひき肉100g、醤油大1、みりん小1、ラカント小½を入れて混ぜる。ラップをして3分チンし、ほぐす。
2. 別の容器に卵1個、麺つゆ・みりん・ラカント各小1を入れて混ぜ、ラップをして1分チン。すぐにかき混ぜる。
3. ご飯1膳に1と2をのせる。

POINT! ひき肉も卵もレンチン後にすぐ混ぜる。好みで刻みねぎを添えると彩りアップ。

No.280 ニラともやしのヘルシーそぼろ丼

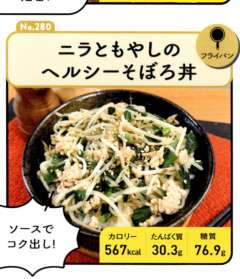

ソースでコク出し!

カロリー 567kcal / たんぱく質 30.3g / 糖質 76.9g

1人分

1. ごま油小1を熱したフライパンで鶏ひき肉100gを炒める。
2. 火が通ったら、もやし½袋100g、ニラ½束(食べやすく切る)、醤油大1、鶏ガラの素・ソース各大½、おろししょうが小½を加えてサッと炒め、ご飯1膳にのせる。

POINT! 野菜を加えたら加熱しすぎず、食感よく仕上げて。好みで白ごまをふっても。

No.281 やる気1％でレンチン牛丼

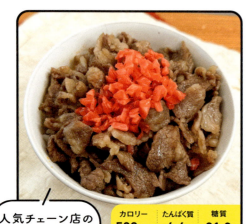

人気チェーン店の味に匹敵

カロリー 589kcal / たんぱく質 6.4g / 糖質 81.0g

1人分

A | 水大2、醤油・酒・みりん・ラカント各大1

容器に牛こま肉100g、Aを入れて混ぜ、ラップをして3分チン。ご飯1膳にのせる。

POINT! 調味料をよくからめるとふっくら仕上がる。好みで紅しょうがをのせるとさらにおいしくなる。

PART 06 ヘルシーご飯もの・魚介

No.282 マグロ漬け丼 (レンジ)

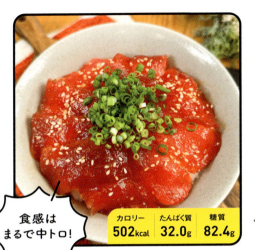

食感はまるで中トロ！

カロリー	たんぱく質	糖質
502kcal	32.0g	82.4g

1人分

- **A** 醤油・みりん・酒各大1、ラカント・おろしにんにく・おろししょうが各小½
1. 容器に **A** を入れて混ぜ、ラップなしで1分チン。冷蔵庫で冷やす。
2. 袋に**マグロ(刺身用)100g(薄切り)**と **1** を入れてあえ、10分漬けて**ご飯1膳**にのせる。

POINT! 調味料はラップなしで加熱し、アルコールをとばす。好みで刻みねぎや白ごまを。

No.283 ごろごろマグロのステーキ丼 (フライパン)

茶色は正義！

カロリー	たんぱく質	糖質
503kcal	33.5g	77.1g

1人分

- **A** 醤油大2、ラカント大½、ごま油・コチュジャン各小1、おろししょうが小½

マグロ(刺身用)100g(一口大の角切り)と**A**をあえ、フライパンでサッと炒め、**ご飯1膳**にのせる。

POINT! マグロと調味料は袋やフライパンの中であえる。好みで刻みねぎをかけて。

No.284 ヘルシーユッケ風マグロ丼

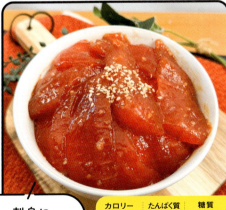

刺身にひと手間！

カロリー	たんぱく質	糖質
493kcal	32.2g	76.4g

1人分

- **A** 醤油大1、ラカント大½、ごま油・コチュジャン各小1、おろしにんにく小½

袋に**マグロ(刺身用)100g(薄切り)**と**A**を入れてあえ、**ご飯1膳**にのせる。

POINT! サッとあえても、時間をおいて漬けにしてもおいしい。好みで白ごまをかけて。

やる気TIPS

マグロの刺身は、鮮やかな赤でドリップが出ていないものを選んで。

PART 06 ヘルシーご飯もの・魚介

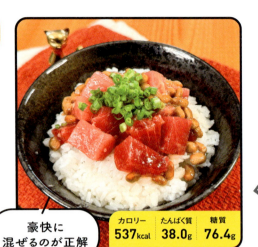

豪快に混ぜるのが正解

カロリー 537kcal　たんぱく質 38.0g　糖質 76.4g

No.285 マグロと納豆のねばねば丼

1人分

1. 容器にマグロ(刺身用)100g(1cmの角切り)、納豆1パック(付属のたれを混ぜる)を入れて混ぜる。
2. 麺つゆ・醤油各大1/2、ごま油・おろしにんにく各小1/2を加えて混ぜ、ご飯1膳にのせる。

 POINT! 納豆に付属のからしで味変しても美味。好みで刻みねぎをかけて。

Wの発酵食品で絶好腸♪

カロリー 534kcal　たんぱく質 28.9g　糖質 72.9g

No.286 さば缶とキムチの納豆ご飯

2人分(ご飯にのせる前の部分)

容器にさば缶(水煮)1個190g(缶汁をきる)、納豆1パック(付属のたれを混ぜる)、キムチ30g、鶏ガラの素大1/2、ごま油・おろしにんにく各小1/2を入れてよく混ぜ、ご飯1膳にのせる。

 POINT! さばの身はよくほぐしてから混ぜる。好みで刻みねぎや白ごまをふると美味。

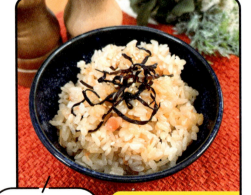

市販のフレークでお手軽に

カロリー 306kcal　たんぱく質 7.7g　糖質 61.8g

No.287 鮭フレークと塩昆布の和風炊き込みご飯

 炊飯器

4人分

炊飯釜に白米2合(洗って水気をきる)、鮭フレーク(市販)大3、麺つゆ大5、2合分までの水を入れて混ぜ、通常炊飯。塩昆布大3を加えて混ぜ込む。

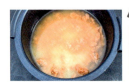

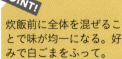 POINT! 炊飯前に全体を混ぜることで味が均一になる。好みで白ごまをふって。

PART 06 ヘルシーご飯もの・魚介

No.288 やる気1%でちくわ親子丼風 【レンジ】

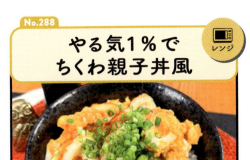

ふわとろ加減が最高!

カロリー 546kcal　たんぱく質 25.0g　糖質 84.4g

1人分

1. 耐熱の器にご飯1膳を盛り、ラップを2枚重ねてかける。
2. 1にちくわ2本(斜め薄切り)、溶き卵2個分、麺つゆ大2を加えて軽く混ぜ、さらにラップをして2分半チン。すぐに卵を混ぜてラップを引き抜く。

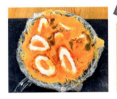

POINT! あふれないように深めの丼を使用。ちくわは調理バサミやちぎってもOK。好みで刻みねぎを。

No.289 照り焼き魚肉ソーセージ丼 【フライパン】

タイパもコスパも◎

カロリー 490kcal　たんぱく質 12.5g　糖質 90.2g

1人分

1. フライパンで魚肉ソーセージ1本65g(1cm幅に切る)を炒める。
2. 弱火にし、醤油・みりん・酒・ラカント各大1を加えて軽く煮詰め、ご飯1膳にのせる。

POINT! ソーセージは調理バサミで切るとラク。調味料を加えたら弱火で。好みで白ごまをふっても。

No.290 ツナと玉ねぎの炊き込みご飯 【炊飯器】

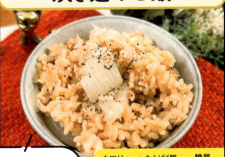

うまみを丸ごと味わう!

カロリー 303kcal　たんぱく質 9.2g　糖質 62.8g

4人分

1. 炊飯釜に白米2合(洗って水気をきる)、ツナ缶1個70g、醤油大3、鶏ガラの素大1、おろしにんにく小1、2合分までの水を入れ、混ぜる。
2. 玉ねぎ1個(上下を切り落とし、十字に切り込みを入れる)を中央にのせて通常炊飯。玉ねぎをほぐすように混ぜる。

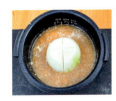

POINT! ツナ缶は缶汁ごと加えてうまみをプラス。好みで黒こしょうをふってもおいしい。

やる気TIPS 魚肉ソーセージは低カロリー&高たんぱく。小腹が空いたときにおすすめ。

PART 06 ヘルシーご飯もの・納豆

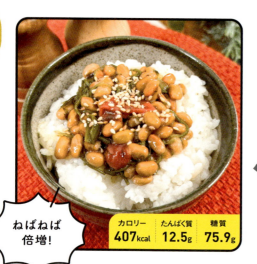

ねばねば倍増!

カロリー	たんぱく質	糖質
407kcal	12.5g	75.9g

No.291
納豆とめかぶの梅肉ご飯

1人分

ボウルに**納豆1パック**(付属のたれを混ぜる)、**味つけめかぶ1パック**、**梅肉1個分**、**麺つゆ大1**を入れて混ぜ合わせ、**ご飯1膳**にのせる。

梅肉は梅干しの種を取って包丁でたたいたもの。好みで白ごまをふっても美味。

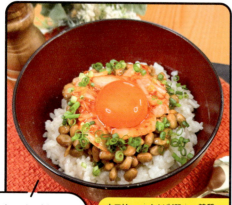

味つきご飯がスペシャル!

カロリー	たんぱく質	糖質
491kcal	18.7g	74.5g

No.292
納豆キムチTKG

1人分

1 器に**ご飯1膳**、**卵白1個分**、**鶏ガラの素小1**、**ごま油小1/2**を入れて混ぜる。

2 1に**納豆1パック**(付属のたれを混ぜる)、**キムチ30g**、**卵黄1個分**を順にのせる。

ご飯に味をつけることで具材とのからみがよくなる。好みで刻みねぎを散らして。

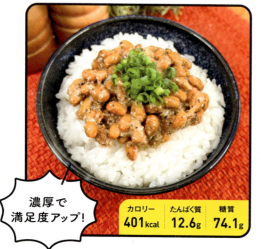

濃厚で満足度アップ!

カロリー	たんぱく質	糖質
401kcal	12.6g	74.1g

No.293
納豆チーズペッパーご飯

1人分

容器に**納豆1パック**(付属のたれを混ぜる)、**粉チーズ小1**、**黒こしょう小1/2**を入れて混ぜ合わせ、**ご飯1膳**にのせる。

よく混ぜて納豆とチーズを一体化させると美味。好みで刻みねぎをのせても。

PART **06** ヘルシーご飯もの・納豆、豆腐

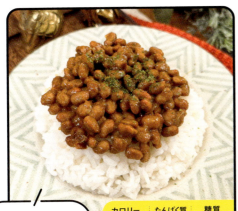

豆の栄養と うまみたっぷり!

No.294 納豆でキーマカレー風 フライパン

1人分

1. ボウルに**納豆1パック**(付属のたれを混ぜる)、**カレー粉**小½、**塩**少々を入れ、混ぜ合わせる。
2. **油**小1を熱したフライパンで**1**をサッと炒め、**ご飯1膳**にかける。

POINT! 納豆は炒めるとホクホクしておかず感が増す。好みでドライパセリをふっても。

カロリー	たんぱく質	糖質
427kcal	11.7g	73.7g

No.295 コチュジャンでピリ辛納豆ご飯

1人分

A 醤油大½、ラカント・おろしにんにく各小1、コチュジャン・ごま油各小½

ボウルに**納豆1パック**(付属のたれを混ぜる)と**A**を入れて混ぜ合わせ、**ご飯1膳**にのせる。

POINT! コチュジャンの量で好みの辛さに調整しても。好みで白ごまをふって。

ご飯が進む ほどよい辛さ!

カロリー	たんぱく質	糖質
423kcal	12.5g	76.3g

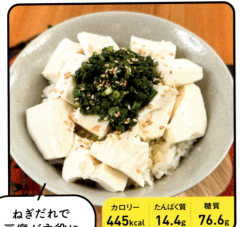

ねぎだれで 豆腐が主役に

No.296 ラー油でピリ辛ねぎ塩豆腐丼

1人分

1. 小さいボウルに**刻みねぎ**大3、**麺つゆ**大1、**醤油**大½、**ごま油**小½、**ラー油**少々を入れ、混ぜ合わせる。
2. **絹ごし豆腐150g**(食べやすくちぎる)を**ご飯1膳**にのせ、**1**をかける。

POINT! 豆腐は切るよりちぎると味がなじみやすい。好みで白ごまをふって。

カロリー	たんぱく質	糖質
445kcal	14.4g	76.6g

やる気TIPS ダイエットには海藻類も◎。わかめ、もずく、めかぶが手に入りやすい。

PART 06 ヘルシーご飯もの・豆腐、もやし

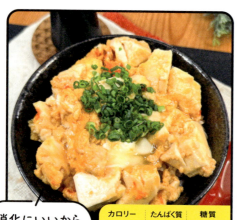

消化にいいから夜食にも！

カロリー	たんぱく質	糖質
545kcal	21.5g	86.5g

No.297 豆腐の卵とじ丼 鍋

1人分

1. 鍋に麺つゆ大2、醤油・みりん各大1、ラカント大½を入れて混ぜ、**絹ごし豆腐150g**（一口大にほぐす）を加えて火にかける。
2. 煮立ったら弱火にし、**溶き卵1個分**を加え、半熟になったら**ご飯1膳**にのせる。

POINT！ 豆腐は手でちぎると味がしみる。卵は弱火でふんわり仕上げて。好みで刻みねぎを。

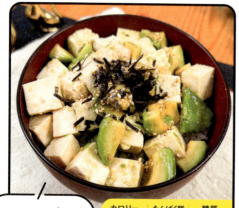

ヘルシーだけど濃厚！

カロリー	たんぱく質	糖質
565kcal	18.8g	78.8g

No.298 アボカド豆腐丼

1人分

袋に**アボカド½個**、**木綿豆腐150g**（ともに1cmの角切り）、麺つゆ・醤油各大1、練りわさび小1を入れて混ぜ、**ご飯1膳**にのせる。

POINT！ 豆腐やアボカドが崩れないようにやさしく混ぜて。好みで刻みのりや白ごまをかけてもおいしい。

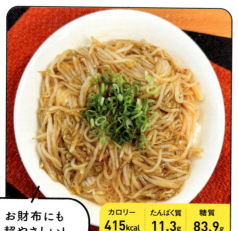

お財布にも超やさしい！

カロリー	たんぱく質	糖質
415kcal	11.3g	83.9g

No.299 あんかけもやし丼 フライパン

1人分

A 麺つゆ大2、酒・醤油各大1、鶏ガラの素・ラカント各大½

フライパンに**もやし1袋200g**と**A**を入れて炒める。弱火にし、水溶き片栗粉（水大2、片栗粉大½）を加えてとろみをつけ、**ご飯1膳**にかける。

POINT！ 水溶き片栗粉を加える前に弱火にするとだまにならない。好みで刻みねぎをかけても。

PART **06** ヘルシーご飯もの・長いも、なす

No.300 長いもと梅肉の味噌あえのせご飯

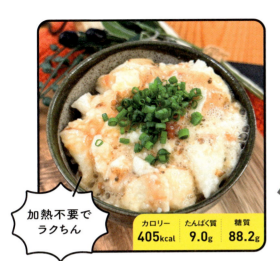

加熱不要でラクちん

1人分

1. 袋に長いも100g、梅干し1個(種を取る)を入れ、麺棒でたたいてほぐす。
2. 麺つゆ大1、味噌・ラカント各大½を加えて混ぜ、ご飯1膳にのせる。

POINT! 長いもの粘り気が出るまでたたいて。好みで刻みねぎをのせて。

カロリー	たんぱく質	糖質
405kcal	9.0g	88.2g

No.301 明太長いもご飯

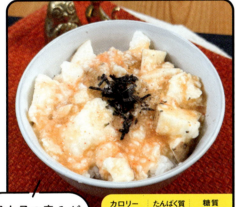

明太子の辛みがアクセント!

1人分

袋に長いも100g、明太子30g(皮を取ってほぐす)、麺つゆ大1を入れ、麺棒でよくたたいて混ぜ、ご飯1膳にのせる。

POINT! 長いもは形を残すとシャキシャキの食感も楽しめる。刻みのりをかけても。

カロリー	たんぱく質	糖質
423kcal	14.0g	87.2g

No.302 なすのスタミナ丼

フライパン

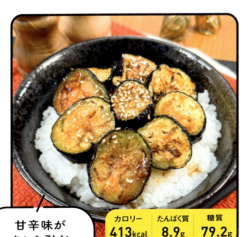

甘辛味があとを引く!

1人分

A 醤油大2、酒大1、ラカント大½、コチュジャン・おろしにんにく各小½

1. ごま油小1を熱したフライパンになす1本(1cm幅の輪切り)を入れて両面を焼く。
2. 弱火にし、Aを加えて軽く煮詰め、ご飯1膳にのせる。

POINT! なすは両面にこんがり焼き色をつけ、調味料を加えたら弱火に。好みで白ごまを。

カロリー	たんぱく質	糖質
413kcal	8.9g	79.2g

やる気TIPS

丼は、普段よりご飯を多めに盛ってしまいがちなので、盛りすぎに注意。

PART 06 ヘルシーご飯もの・なす、きのこ

No.303 なすの蒲焼丼 フライパン

1人分

1. フライパンでなす1本（1cm幅の輪切り）の両面を焼き、醤油・みりん・ラカント各大2を加え、弱火にし、軽く煮詰める。
2. ご飯1膳に1をのせ、山椒適量をふる。

POINT! なすは両面をこんがり焼き、調味料を加えたら弱火に。好みで刻みねぎをのせて。

山椒で蒲焼度アップ

カロリー	たんぱく質	糖質
440kcal	8.8g	91.9g

No.304 きのこの照り焼き丼 フライパン

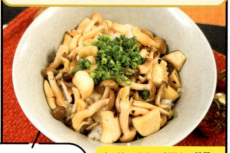

1人分

A 醤油・ラカント各大2、みりん・酒各大1、おろしにんにく小½

1. フライパンにしめじ½株（ほぐす）、エリンギ½本（1cm幅の輪切り）を入れてサッと炒める。
2. 弱火にしてAを加え、軽く煮詰めてご飯1膳にのせる。

POINT! 2種のきのこを使うと食感の違いで満足度が増す。好みで刻みねぎをかけて。

うまみがじわっと広がる

カロリー	たんぱく質	糖質
419kcal	9.8g	84.8g

No.305 きのこの味噌炒め丼 フライパン

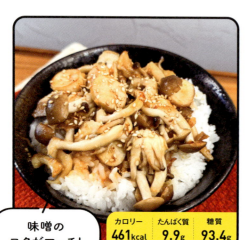

1人分

1. フライパンにしめじ½株（ほぐす）、エリンギ½本（1cm幅の輪切り）を入れてサッと炒める。
2. 弱火にし、みりん大2、麺つゆ・味噌各大1、ラカント大½を加えて軽く煮詰め、ご飯1膳にのせる。

POINT! 焦げやすいので調味料を加える前に弱火にする。好みで白ごまをふっても。

味噌のコクがマッチ！

カロリー	たんぱく質	糖質
461kcal	9.9g	93.4g

PART **06**

ヘルシーご飯もの・高野豆腐、オートミール

No.306 高野豆腐で肉そぼろ丼 〔フライパン〕

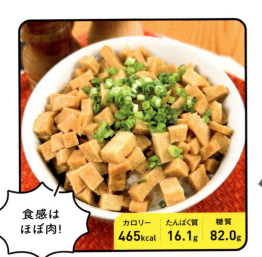

食感はほぼ肉!

1人分

フライパンに**高野豆腐1枚16.5g**(袋の表示通りに戻して水気を絞り、角切り)、**醤油大2**、**みりん大1**、**ラカント大½**を入れ、汁気がなくなるまで煮詰め、**ご飯1膳**にのせる。

POINT! 高野豆腐は細かく切るほど肉感が増す。手でちぎってもOK。好みで刻みねぎを。

カロリー	たんぱく質	糖質
465kcal	16.1g	82.0g

No.307 オートミールでオムライス 〔レンジ〕

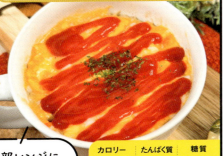

全部レンジにおまかせ!

1人分

1. 耐熱の器に**オートミール30g**、**熱湯100ml**、**ツナ缶1個70g**(缶汁をきる)、**顆粒コンソメ大½**を入れて混ぜ、ラップを2枚重ねてかける。
2. 1に**溶き卵1個分**、**牛乳大1**を加えて混ぜ、さらにラップをして2分チン。混ぜてラップを引き抜き、**ケチャップ適量**をかける。

POINT! あふれないように深めの器を使用。レンチン後すぐに混ぜて卵をふわとろに。好みでドライパセリを。

カロリー	たんぱく質	糖質
240kcal	22.3g	20.7g

No.308 鶏ガラキムチ雑炊風オートミール 〔レンジ〕

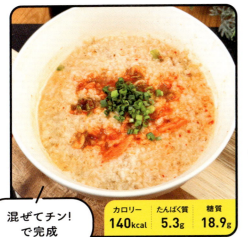

混ぜてチン!で完成

1人分

容器に**オートミール30g**、**キムチ30g**、**水200ml**、**鶏ガラの素大½**、**ごま油小½**を入れて混ぜ、ラップをして3分チン。

POINT! オートミールがレンチンでちょうどいいやわらかさに。好みで刻みねぎをのせても。

カロリー	たんぱく質	糖質
140kcal	5.3g	18.9g

やる気TIPS ご飯の食べすぎを防ぐため、丼は具の味が濃くならないように気をつけて。

PART 06 ヘルシーご飯もの・オートミール

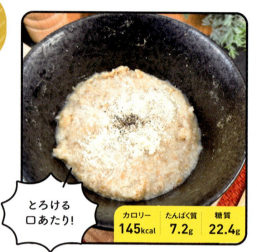

とろける口あたり!

カロリー **145**kcal　たんぱく質 **7.2**g　糖質 **22.4**g

No.309 オートミールで即席クリームリゾット風

レンジ

1人分

1. 容器に**オートミール30g**、**水100ml**、**顆粒コンソメ大1/2**を入れて混ぜ、ラップをして3分チン。
2. **牛乳50ml**を加え、ラップをして1分チン。**粉チーズ小1**をかける。

POINT! オートミールをふやかしたあと、牛乳を加える。好みで黒こしょうをふると美味。

スープの素で簡単!

カロリー **205**kcal　たんぱく質 **7.1**g　糖質 **32.7**g

No.310 コーンクリームオートミールリゾット風

レンジ

1人分

1. 容器に**オートミール30g**、**水100ml**、**コーンクリームスープの素1袋**を入れて混ぜ、ラップをして3分チン。
2. **牛乳50ml**を加え、ラップをして1分チン。

POINT! 市販のスープの素で味が決まる。好みでドライパセリをかけても。

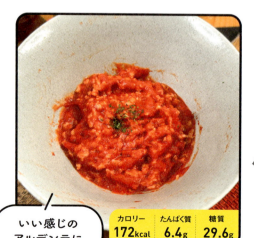

いい感じのアルデンテに

カロリー **172**kcal　たんぱく質 **6.4**g　糖質 **29.6**g

No.311 オートミールで本格トマトリゾット風

レンジ

1人分

容器に**オートミール30g**、**カットトマト缶1/2個200g**、**ケチャップ大1**、**顆粒コンソメ大1/2**を入れて混ぜ、ラップをして3分チン。

POINT! レンチン前によく混ぜると味が均一になる。好みでドライパセリをふっても。

PART **06** ヘルシーご飯もの・オートミール

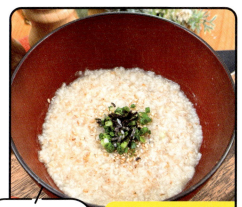

ごま油の香りで食欲アップ！

No.312 中華がゆ風オートミール 〔レンジ〕

1人分

容器にオートミール30g、水200㎖、鶏ガラの素大½、おろしにんにく・ごま油各小½を入れて混ぜ、ラップをして2分チン。

POINT! シンプルな一品なので、刻みねぎや刻みのり、白ごま、黒こしょうをふって風味をアップすると◎。

カロリー	たんぱく質	糖質
136kcal	4.7g	18.8g

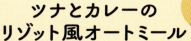

No.313 ツナとカレーのリゾット風オートミール 〔レンジ〕

1人分

容器にオートミール30g、水50㎖、ツナ缶1個70g（缶汁をきる）、カレー粉大1、塩小½を入れて混ぜ、ラップをして3分チン。仕上げに粉チーズ小1をかける。

POINT! オートミールとツナがなじむように加熱前に混ぜる。好みでドライパセリをふっても。

焼きカレー的おいしさ

カロリー	たんぱく質	糖質
184kcal	17.0g	19.7g

No.314 オートミールチャーハン 〔レンジ〕〔フライパン〕

1人分

1 容器にオートミール30g、水大4を入れ、ラップをして1分チンし、素早く混ぜる。

2 ごま油小½を熱したフライパンで1を炒め、溶き卵1個分、刻みねぎ大1、鶏ガラの素大½を加え、サッと炒める。

POINT! オートミールがかたまらないようにレンジ加熱後はすぐに混ぜてほぐす。

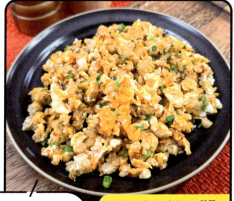

頑張らなくてもパラパラに！

カロリー	たんぱく質	糖質
206kcal	10.8g	18.5g

やる気TIPS　オートミールはオーツ麦を加工したシリアルで、食物繊維などの栄養が豊富。

手軽にあと1品！ ヘルシー常備菜

No.315 ヘルシータルタルソース

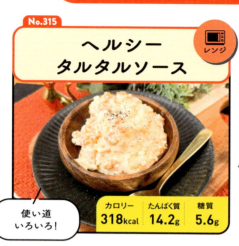

使い道いろいろ！

カロリー 318kcal ／ たんぱく質 14.2g ／ 糖質 5.6g

作りやすい分量

1. 容器に**玉ねぎ¼個**(みじん切り)、**卵2個**を入れ、軽く混ぜる。ラップなしで2分チンし、卵がかたまる前に混ぜる。
2. **マヨ大4、レモン汁**(または酢)・**ラカント各小1、塩こしょう小½**を加えて混ぜ、黒こしょう適量をふる。

POINT! 焼いた肉や魚にかけるだけでごちそうに！パンに挟んでも◎。

No.316 彩りピクルス

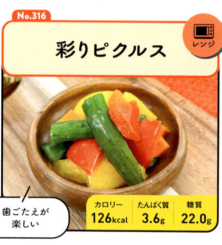

歯ごたえが楽しい

カロリー 126kcal ／ たんぱく質 3.6g ／ 糖質 22.0g

作りやすい分量

1. 耐熱ボウルに**水・酢各大5、ラカント大1、塩小¼**を入れて混ぜ合わせる。ラップなしで1分チンし、よく混ぜる。
2. 袋に**1、にんじん1本、きゅうり1本**(ともに棒状に切る)、**パプリカ1個**(食べやすく切る)を入れ、冷蔵庫で一晩おく。

POINT! パプリカの色は好みで選んで。袋で漬けると味がなじみやすい。

No.317 ピーマンとツナの中華炒め

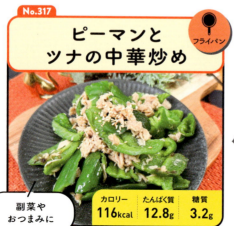

副菜やおつまみに

カロリー 116kcal ／ たんぱく質 12.8g ／ 糖質 3.2g

作りやすい分量

1. フライパンにごま油小1を熱し、**ピーマン3個**(ヘタと種を除いて食べやすくちぎる)を炒める。
2. 火が通ったら弱火にし、**ツナ缶1個70g**(缶汁をきる)、**鶏ガラの素大½**を加えてサッと炒める。白ごま適量をふる。

POINT! ピーマンは手でちぎれば包丁いらず＆味なじみがよくなる。

column 3

冷蔵庫にあると重宝する、保存がきくレシピを紹介します。
保存期限はすべて冷蔵で3日を目安に食べきってください。

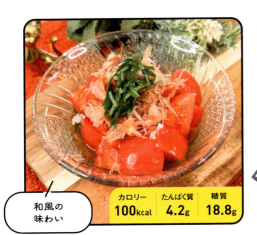

和風の味わい

カロリー	たんぱく質	糖質
100kcal	4.2g	18.8g

No.318 トマトのさっぱり漬け

作りやすい分量

袋に麺つゆ・ポン酢各大2、おろししょうが小1/2を入れてもみ混ぜ、トマト2個(一口大の乱切り)を加えて10分以上おく。青じそ(せん切り)・かつお節各適量をのせる。

POINT! かつお節のうまみと、しょうがや青じその風味をきかせて。

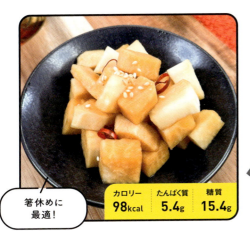

箸休めに最適!

カロリー	たんぱく質	糖質
98kcal	5.4g	15.4g

No.319 漬け大根

作りやすい分量

袋に麺つゆ大3、醤油・酢各大2、ラカント大1を入れてもみ混ぜ、大根200g(1cm角に切る)を加えて冷蔵庫で一晩おく。赤唐辛子(輪切り)・白ごま各適量を散らす。

POINT! 冷蔵庫で一晩寝かせると味がよくしみる。

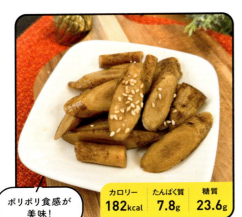

ポリポリ食感が美味!

カロリー	たんぱく質	糖質
182kcal	7.8g	23.6g

No.320 ごぼうの漬け物

作りやすい分量

A | 醤油・酒・麺つゆ・酢・ラカント各大3

容器に**A**を入れて混ぜ合わせ、ごぼう1/2本(3cm幅の斜め切り)を加えてラップなしで3分チン。冷蔵庫で一晩寝かせる。白ごま適量をふる。

POINT! ごぼうは泥を洗う手間のない洗いごぼうが使いやすい。

手軽にあと1品！ ヘルシー常備菜

column 3

No.321 シャキシャキ漬けもやし

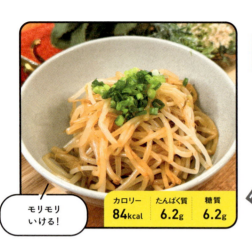

モリモリいける！

カロリー	たんぱく質	糖質
84kcal	6.2g	6.2g

作りやすい分量

1. 耐熱ボウルにもやし1袋200gを入れ、ラップをして3分チン。
2. 水気をきり、醤油・酢各大2、ラカント大1、ごま油小½と混ぜ、冷蔵庫で10分以上おく。

 味がぼやけないよう、もやしの水気をきってから調味。好みで刻みねぎを。

No.322 酢玉ねぎ

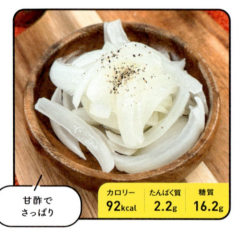

甘酢でさっぱり

カロリー	たんぱく質	糖質
92kcal	2.2g	16.2g

作りやすい分量

耐熱ボウルに玉ねぎ1個(くし形切り)、酢100㎖、ラカント大4、塩小1を入れて混ぜ、ラップをして3分チン。冷蔵庫で一晩おく。黒こしょう適量をふる。

 冷蔵庫で一晩寝かせると味がよくしみる。

No.323 玉ねぎのキムチ漬け

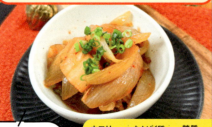

ピリ辛でお酒もすすむ！

カロリー	たんぱく質	糖質
210kcal	9.0g	31.0g

作りやすい分量

- **A** 醤油・ラカント各大3、ごま油・おろしにんにく・コチュジャン各小1
1. 容器に玉ねぎ1個(くし形切り)を入れ、ラップをして3分チン。
2. キムチ50g、Aを加えてよく混ぜ、冷蔵庫で一晩おく。

 調味料は混ぜてから加えると味がなじみやすい。好みで刻みねぎを。コチュジャンはあればでOK。

No.324
オクラとキムチのあえもの
レンジ

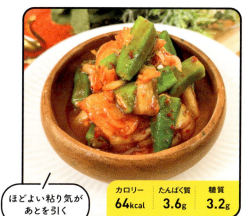
ほどよい粘り気があとを引く

カロリー	たんぱく質	糖質
64kcal	3.6g	3.2g

作りやすい分量

1. 容器にオクラ1袋6本(塩小1をふってこするように洗い、ヘタを除いて3cm幅に切る)を入れ、ラップをして1分チン。
2. キムチ50g、鶏ガラの素小1、ごま油・ラカント各小1/2を加えてあえる。

POINT! オクラはネットに入ったままこすり洗いすれば、板ずり不要。

No.325
きのこの甘辛漬け
レンジ

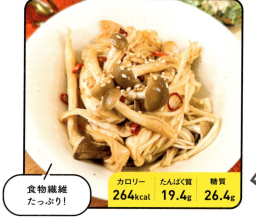
食物繊維たっぷり！

カロリー	たんぱく質	糖質
264kcal	19.4g	26.4g

作りやすい分量

容器にしめじ・えのき各1株(ともにほぐす)、エリンギ1パック100g(縦に裂く)、醤油・酒・麺つゆ各大3、ラカント大1を入れて混ぜ、ラップをして3分チン。冷蔵庫で3時間ほどおく。赤唐辛子(輪切り)・白ごま各適量をかける。

POINT! 複数のきのこを使うことで食感もうまみも増して味わい深くなる。

No.326
たっぷりきのこのなめたけ風
レンジ

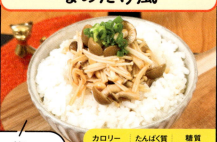
ご飯のおともに！

カロリー	たんぱく質	糖質
214kcal	17.4g	18.2g

作りやすい分量

A かつお節1パック1.5g、醤油・酒各大3、酢・ラカント各大1、おろししょうが小1

容器にしめじ・えのき各1株(ともに2cm幅に切る)、**A**を入れて混ぜ、ラップをして3分チン。冷蔵庫で3時間ほどおく。

POINT! かつお節を加えることでうまみたっぷりの味に。好みで刻みねぎをかけて。

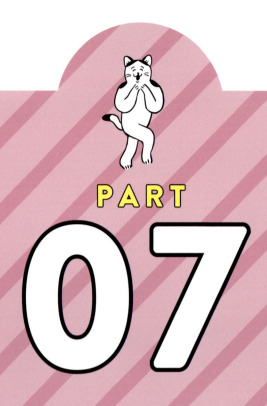

PART

07

低糖質な麺をフル活用!

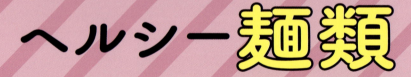

パパッと済ませたいときに何かと便利な麺類。
ヘルシーだけど、満足感を得られる味つけに仕上げました。
糖質量が気になる方は、
ぜひ低糖質麺や白滝を活用してください。
ゆでずに使えるので調理時間の短縮にもなります。

PART 07 ヘルシー麺類・パスタ

No.327 鶏そぼろの和風パスタ 〔フライパン〕

鶏のうまみを吸収！

カロリー	たんぱく質	糖質
539kcal	28g	85.8g

1人分

1. フライパンに水300㎖、麺つゆ大3、鶏ひき肉100gを入れて混ぜ、パスタ100g（7分ゆで）を加えて火にかける。
2. パスタがやわらかくなって水気が少なくなったら弱火にし、醤油大2、みりん・ラカント各大1、おろしにんにく小1を加えてあえる。刻みねぎ適量をのせる。

POINT! パスタを加えたら、麺同士がくっつかないようにほぐしながらゆでる。

No.328 コクうま味噌納豆パスタ 〔フライパン〕

納豆と味噌の相性◎

カロリー	たんぱく質	糖質
471kcal	22.2g	77.9g

1人分

1. フライパンに水300㎖、麺つゆ大3、味噌大1/2を入れて混ぜ、パスタ100g（7分ゆで）を加えて火にかける。
2. パスタがやわらかくなって水気が少なくなったら火を止め、納豆1パック（付属のたれを混ぜる）、刻みねぎ適量をのせる。

POINT! パスタを入れる前に味噌を混ぜ溶かす。刻みのりをのせるのもおすすめ。

No.329 しらすのペペロンチーノ風 〔フライパン〕

くせになる和風ピリ辛

カロリー	たんぱく質	糖質
414kcal	20.4g	74.5g

1人分

A 水300㎖、醤油・顆粒コンソメ各大1、おろしにんにく・赤唐辛子（輪切り）各小1

1. フライパンに**A**を入れて混ぜ、パスタ100g（7分ゆで）を加えて火にかける。
2. パスタがやわらかくなって水気が少なくなったら火を止め、しらす30g、刻みねぎ適量をのせる。

POINT! 赤唐辛子がなければ、一味唐辛子小1/2で代用してもOK。

やる気TIPS
パスタは麺類の中ではたんぱく質が多く、腹持ちもよし。ほどよい量を取り入れて。

PART 07 ヘルシー麺類・パスタ

No.330 あさりのむき身でボンゴレ風 (フライパン)

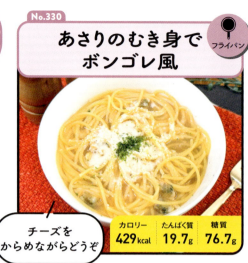

チーズをからめながらどうぞ

カロリー **429**kcal ／ たんぱく質 **19.7**g ／ 糖質 **76.7**g

1人分

A　水600㎖、顆粒コンソメ大1½、酒大1、おろしにんにく・おろししょうが各小½

1. フライパンに A 、あさり(むき身)50gを入れて混ぜ、パスタ100g(7分ゆで)を加える。
2. パスタがやわらかくなるまで加熱し、粉チーズ・ドライパセリ各適量をふる。

POINT! 水を多めに入れてスープパスタ風に。あさりのだしが溶け出たスープが美味。

No.331 トマト缶とツナ缶のヘルシーパスタ (フライパン)

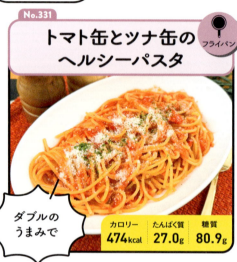

ダブルのうまみで

カロリー **474**kcal ／ たんぱく質 **27.0**g ／ 糖質 **80.9**g

1人分

1. フライパンに水200㎖、顆粒コンソメ大1½、おろしにんにく小1、カットトマト缶½個200g、ツナ缶1個70gを入れて混ぜ、パスタ100g(7分ゆで)を加える。
2. パスタがやわらかくなって水気が少なくなるまで加熱し、粉チーズ・ドライパセリ各適量をかける。

POINT! ツナ缶は缶汁ごと加え、ツナのだしもプラスして。

No.332 わさびと醤油のツナパスタ (フライパン)

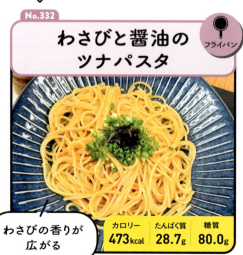

わさびの香りが広がる

カロリー **473**kcal ／ たんぱく質 **28.7**g ／ 糖質 **80.0**g

1人分

1. フライパンに水400㎖、麺つゆ大3、おろしにんにく小½、ツナ缶1個70g(缶汁をきる)を入れて混ぜ、パスタ100g(7分ゆで)を加えて火にかける。
2. パスタがやわらかくなって水気が少なくなったら火を止め、醤油大2、練りわさび小1を加えてよく混ぜる。刻みねぎ・刻みのり各適量をのせる。

POINT! 風味がとばないように醤油とわさびは火を止めてから混ぜる。

PART 07 ヘルシー麺類・パスタ

No.333 ヘルシークリームパスタ
フライパン

1. フライパンに水350ml、顆粒コンソメ大1½、おろしにんにく小½を入れて混ぜ、**パスタ100g（7分ゆで）**を加えて火にかける。
2. 水気が少なくなってきたら **牛乳大5**を加え、さらに水気がなくなってきたら火を止めて**粉チーズ大1**を加えてあえる。黒こしょう適量をかける。

POINT! 牛乳を加える時点では、パスタはまだ少しかための状態でOK。

具なしでも満足度高め！

カロリー	たんぱく質	糖質
439kcal	19.4g	78.0g

No.334 夏野菜とカレーのパスタ
フライパン

1. フライパンに水200ml、顆粒コンソメ大1½、ケチャップ大1、カレー粉小½、**カットトマト缶½個200g**、**ツナ缶1個70g（缶汁をきる）**、なす½本（一口大に切る）を入れて混ぜ、**パスタ100g（7分ゆで）**を加える。
2. パスタがやわらかくなって水気が少なくなるまで加熱したら火を止め、粉チーズ適量をふる。

POINT! なすは調理バサミで切りながら加えるとラクチン。

ほんのりスパイシー！

カロリー	たんぱく質	糖質
491kcal	27.5g	84.3g

No.335 シーフードミックスでピリ辛キムチパスタ
フライパン

1. フライパンに水300ml、鶏ガラの素大1½、おろしにんにく小1、**シーフードミックス（冷凍）100g**を入れて混ぜ、**パスタ100g（7分ゆで）**を加えて火にかける。
2. パスタがやわらかくなって水気が少なくなったら火を止め、**キムチ30g**、ごま油小1を加えてよく混ぜる。刻みねぎ適量をのせる。

POINT! シーフードミックスは冷凍のままでOK。最後のごま油で風味がぐんとアップ。

魚介のうまみたっぷり！

カロリー	たんぱく質	糖質
498kcal	33.4g	71.1g

やる気TIPS

シーフードミックスは手軽なうえにたんぱく質もとれる優秀食材です。

PART 07 ヘルシー麺類・低糖質中華麺

No.336 ダイエット担々麺 （レンジ）

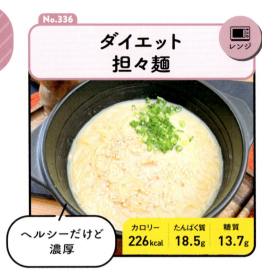

ヘルシーだけど濃厚

カロリー	たんぱく質	糖質
226kcal	18.5g	13.7g

1人分

A｜酒大2、味噌大1、鶏ガラの素大½、コチュジャン小1、おろしにんにく・おろししょうが各小½

1. 容器にAを入れて混ぜ合わせ、鶏ひき肉50gを加えて混ぜる。ラップをして3分チンし、ほぐす。
2. 水200㎖、牛乳100㎖を加えて混ぜ、再びラップをして1分チン。低糖質中華麺1袋（水気をきる）を加えてからめ、刻みねぎ・白ごま各適量をふる。

POINT! 最初に味噌やコチュジャンを混ぜ溶かしてから鶏肉を加える。

No.337 冷製鶏ガラねぎ塩ラーメン風

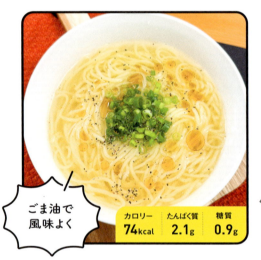

ごま油で風味よく

カロリー	たんぱく質	糖質
74kcal	2.1g	0.9g

1人分

1. 器に冷水250㎖、鶏ガラの素大1、おろしにんにく小½を入れて混ぜ合わせる。
2. 低糖質中華麺1袋（水気をきる）を加えてからめ、ごま油小1を回しかける。刻みねぎ適量をのせ、黒こしょう適量をふる。

POINT! 器に氷を加えてキンキンに冷やして食べるのもおすすめ。

No.338 冷やし中華

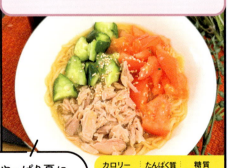

やっぱり夏に食べたい！

カロリー	たんぱく質	糖質
154kcal	15.1g	8.3g

1人分

A｜水・酢各大2、醤油・麺つゆ各大1、ごま油小1

器に低糖質中華麺1袋（水気をきる）を盛り、トマト½個、きゅうり½本（ともに食べやすく切る）、ツナ缶1個70g（缶汁をきる）をのせ、混ぜ合わせたAを回しかける。

POINT! トマトときゅうりは調理バサミで切りながらのせると簡単。好みで白ごまを。

PART 07 ヘルシー麺類・低糖質中華麺

No.339 トマトジュースで冷製麺

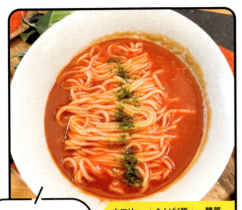

手軽に味わい豊かに

カロリー	たんぱく質	糖質
116kcal	3.9g	8.7g

1人分

1. 器に**トマトジュース200ml**、麺つゆ・ラカント・鶏ガラの素各大1を入れて混ぜ合わせる。
2. **低糖質中華麺1袋**(水気をきる)を加えてからめ、オリーブ油小1を回しかける。

POINT! トマトジュースを使うと味つけが簡単に。好みでドライパセリをふって。

No.340 鶏ガラ醤油ラーメン風

ラーメン欲が満たされる

カロリー	たんぱく質	糖質
75kcal	2.8g	2.3g

1人分

1. 器に熱湯200ml、醤油大1、鶏ガラの素小1、おろしにんにく小1/2を入れて混ぜ合わせる。
2. **低糖質中華麺1袋**(水気をきる)を加えてからめ、ごま油小1を回しかける。刻みねぎ適量をのせ、黒こしょう適量をふる。

POINT! 鶏ガラの素とごま油でおうちでもお店風の味に。

No.341 塩焼きそば

フライパン

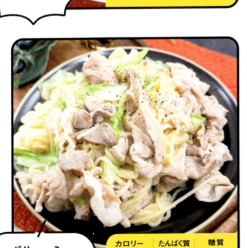

ボリューミーだけど軽い

カロリー	たんぱく質	糖質
169kcal	13.2g	4.5g

1人分

1. フライパンにごま油小1を熱し、**豚こま肉50g**、**キャベツ2枚**(ちぎる)を炒める。
2. **低糖質中華麺1袋**(水気をきる)、鶏ガラの素大1、おろしにんにく・おろししょうが各小1/2を加えてサッと炒め合わせ、黒こしょう適量をふる。

POINT! 肉に火が通ったら麺などを加えて。黒こしょうは多めにふるのがおすすめ。

やる気TIPS

トマトジュースは低カロリーで栄養があり、手軽にうまみを加えられます。

PART 07 ヘルシー麺類・低糖質中華麺

No.342 辛つけ麺

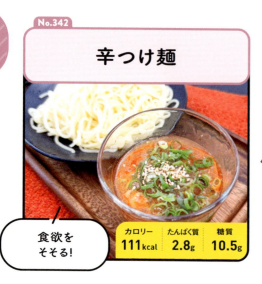

食欲をそそる!

カロリー	たんぱく質	糖質
111kcal	2.8g	10.5g

1人分

A 水100ml、麺つゆ・コチュジャン各大1、鶏ガラの素大½、ラー油小1、おろしにんにく・おろししょうが各小½

器に **A** を入れて混ぜ合わせ、刻みねぎ・白ごま各適量をかける。別皿に盛った**低糖質中華麺1袋**(水気をきる)をつけて食べる。

POINT! 辛みは、コチュジャンとラー油の量で調節して。

No.343 生ハムとレモンのチーズクリームパスタ風 レンジ

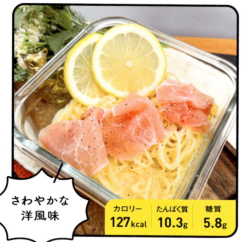

さわやかな洋風味

カロリー	たんぱく質	糖質
127kcal	10.3g	5.8g

1人分

1. 容器に**低糖質中華麺1袋**(水気をきる)、牛乳大2、顆粒コンソメ大1を入れて混ぜ、ラップをして1分チン。

2. 粉チーズ大1、レモン汁小1を加えてよく混ぜる。**生ハム3枚**、レモン**適量**(薄切り)をのせ、黒こしょう適量をふる。

POINT! 麺はそのままでも食べられるので軽くチンすればOK。レモンを絞って食べても。

No.344 ちゃんぽん風 レンジ

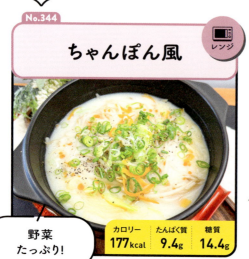

野菜たっぷり!

カロリー	たんぱく質	糖質
177kcal	9.4g	14.4g

1人分

1. 容器に**もやし½袋100g**、にんじん½本(ピーラーで薄切り)、**キャベツ2枚**(一口大にちぎる)、水150ml、鶏ガラの素大1、味噌大½、おろしにんにく小½を入れて混ぜ、ラップをして5分チン。

2. 牛乳50ml、**低糖質中華麺1袋**(水気をきる)を加えて混ぜ、ごま油小1を回しかける。刻みねぎ・黒こしょう各適量をかける。

POINT! 牛乳は加熱後に入れることで分離するのを防ぐ。

PART
07
ヘルシー麺類・低糖質中華麺・うどん

No.345 ツナと梅肉の冷製わさびあえパスタ風

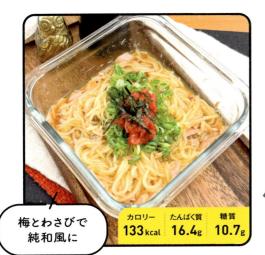

梅とわさびで純和風に

1人分

器に低糖質中華麺1袋(水気をきる)、ツナ缶1個70g(缶汁をきる)、醤油・麺つゆ各大2、練りわさび小1、おろしにんにく小1/2を入れ、混ぜる。梅干し1個(種を取ってほぐす)、刻みねぎ・刻みのり各適量をのせる。

POINT! 調味料は合わせてから加えるとなじみやすい。混ぜて梅干しをなじませながら食べて。

カロリー	たんぱく質	糖質
133kcal	16.4g	10.7g

No.346 シーフードスープカレーパスタ風

フライパン

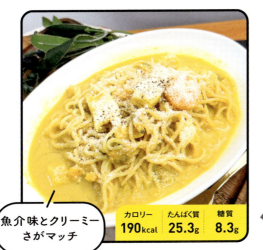

魚介味とクリーミーさがマッチ

1人分

1. フライパンに低糖質中華麺1袋(水気をきる)、シーフードミックス(冷凍)100g、酒大1を入れ、シーフードに火が通るまで加熱し、火を止める。
2. 牛乳50ml、顆粒コンソメ大1、カレー粉小1を加えて混ぜる。粉チーズ大1、黒こしょう適量をかける。

POINT! シーフードミックスは冷凍のまま加える。火を止めて牛乳などを余熱でなじませる。

カロリー	たんぱく質	糖質
190kcal	25.3g	8.3g

No.347 濃厚ねぎだれつけうどん

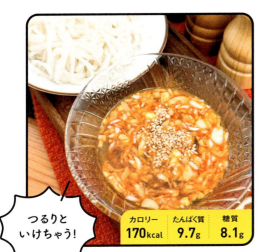

つるりといけちゃう!

1人分

A 醤油・ラカント・ポン酢各大1、ごま油・コチュジャン各小1、おろしにんにく小1/2

器に長ねぎ10cm(みじん切り)、卵1個、**A**を入れて混ぜ合わせ、白ごま適量をふる。別皿に盛った低糖質うどん1袋(水気をきる)をつけながら食べる。

POINT! 長ねぎは市販の刻みねぎを使えばラクチン。たれに好みで赤唐辛子を加えても。

カロリー	たんぱく質	糖質
170kcal	9.7g	8.1g

やる気TIPS
低糖質麺は中華麺風やうどん風、そうめん風など種類が豊富です。

PART 07 ヘルシー麺類・低糖質うどん

No.348 ヘルシーナポリタン
フライパン

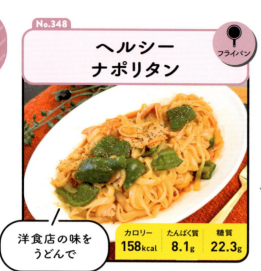

洋食店の味をうどんで

カロリー 158kcal　たんぱく質 8.1g　糖質 22.3g

1人分

A｜ケチャップ・ソース各大2、ラカント・顆粒コンソメ各大1、おろしにんにく小1

1. フライパンでピーマン1個、ハム2枚(ともに食べやすくちぎる)を炒める。
2. 火が通ったら低糖質うどん1袋(水気をきる)、Aを加えてサッと炒め合わせる。黒こしょう適量をふる。

POINT! ピーマンは種とヘタは除いて。ハムとともに手でちぎれば包丁いらず。

No.349 やる気1%で冷やしビビン麺

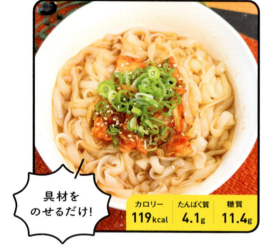

具材をのせるだけ！

カロリー 119kcal　たんぱく質 4.1g　糖質 11.4g

1人分

A｜焼き肉のたれ・醤油各大1、ラカント・酢各大1/2、ごま油・コチュジャン各小1、おろしにんにく小1/2

器にAを入れて混ぜ合わせ、低糖質うどん1袋(水気をきる)を加えてからめ、キムチ30g、刻みねぎ・白ごま各適量をのせる。

POINT! うどんと調味料をよくからめ、味をなじませる。キムチと混ぜながら食べて。

No.350 カレーうどん
レンジ

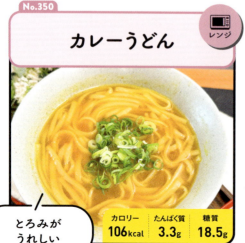

とろみがうれしい

カロリー 106kcal　たんぱく質 3.3g　糖質 18.5g

1人分

A｜水200ml、麺つゆ大3、顆粒コンソメ大1、ラカント大1/2、カレー粉小1、おろしにんにく小1/2

1. 容器にAを入れて混ぜ合わせ、ラップをして3分チン。
2. 低糖質うどん1袋(水気をきる)、水溶き片栗粉(水大2、片栗粉大1)を加えて混ぜ、ラップなしで1分チン。刻みねぎ適量をのせる。

POINT! 片栗粉でとろみをつける。カレールウを使わないからよりヘルシー。

PART 07 ヘルシー麺類・低糖質うどん

No.351 肉うどん風 （レンジ）

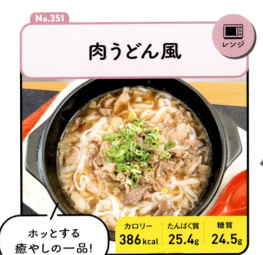

ホッとする癒やしの一品！

1人分

A 水200㎖、醤油大3、麺つゆ・みりん・ラカント各大2

1. 容器に牛こま肉100g、**A**を入れて混ぜ、ラップをして4分チン。
2. 低糖質うどん1袋（水気をきる）を加えてからめ、刻みねぎ・白ごま各適量をふる。

 POINT! レンジ加熱後、肉の色が赤い場合は追加で加熱。好みで七味をふっても。

カロリー	たんぱく質	糖質
386kcal	25.4g	24.5g

No.352 親子うどん （レンジ）

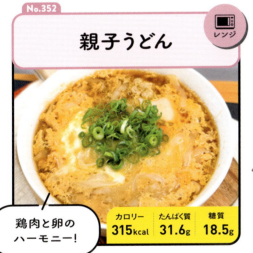

鶏肉と卵のハーモニー！

1人分

A 水200㎖、醤油・麺つゆ各大3、みりん・ラカント各大1

1. 容器に**A**を入れて混ぜ、鶏もも肉100g（一口大に切る）を加え、ラップをして4分チン。
2. 低糖質うどん1袋（水気をきる）を加えて溶き卵1個分を回しかけ、再びラップをして2分チン。刻みねぎ適量をのせる。

 POINT! 最初にスープと鶏肉を加熱してうまみを引き出してから、麺と卵を加える。

カロリー	たんぱく質	糖質
315kcal	31.6g	18.5g

No.353 サラダ麺風

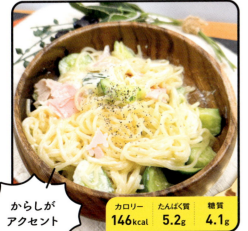

からしがアクセント

1人分

低糖質うどん1袋（水気をきる）、きゅうり½本（薄切り）、ハム1枚（一口大にちぎる）、マヨ大2、麺つゆ大½、塩こしょう・練りからし各小½を混ぜ合わせ、黒こしょう適量をふる。

 POINT! ピリ辛が好きな方は黒こしょうの代わりに一味唐辛子をふっても。

カロリー	たんぱく質	糖質
146kcal	5.2g	4.1g

やる気TIPS 片栗粉でとろみをつけると、やせごはんでも満足度が上がります。

PART 07 ヘルシー麺類・白滝

No.354 担々麺風

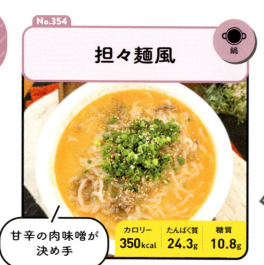

甘辛の肉味噌が決め手

カロリー	たんぱく質	糖質
350kcal	24.3g	10.8g

1人分

A 酒大2、鶏ガラの素大1、味噌・コチュジャン各大½、おろしにんにく・おろししょうが各小½

1 鍋に **A** を入れて混ぜ合わせ、合いびき肉100gを加えて火をつけ、炒め煮にする。

2 火が通ったら白滝200g、水150㎖、牛乳50㎖を加えて軽く煮詰める。刻みねぎ・白ごま各適量をかける。

POINT! ひき肉をよく炒めてうまみを引き出してから水分を加える。

No.355 チャプチェ風

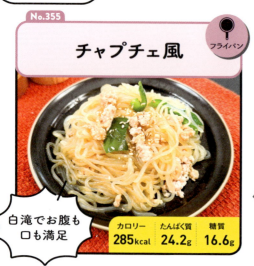

白滝でお腹も口も満足

カロリー	たんぱく質	糖質
285kcal	24.2g	16.6g

1人分

A 醤油・酒各大1、ソース・ラカント各大½、鶏ガラの素・コチュジャン各小1、おろしにんにく小½

1 フライパンにごま油小1を熱し、鶏ひき肉100g、ピーマン2個(食べやすくちぎる)、白滝200gを入れて炒める。

2 火が通ったら弱火にし、混ぜ合わせた **A** を加えて炒める。白ごま適量をふる。

POINT! ピーマンの種とヘタは除いて。調味料はあらかじめ混ぜておくと味がなじみやすい。

No.356 もやし醤油ラーメン風

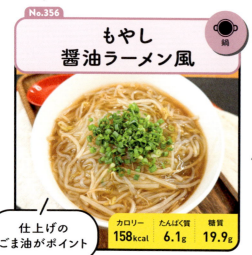
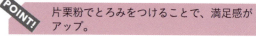

仕上げのごま油がポイント

カロリー	たんぱく質	糖質
158kcal	6.1g	19.9g

1人分

1 鍋に白滝200g、もやし½袋100g、水200㎖、醤油大2、鶏ガラの素½、おろしにんにく小½を入れて混ぜ、ひと煮立ちさせる。

2 弱火にし、水溶き片栗粉(水・片栗粉各大2)を加えて混ぜる。ごま油小½を回しかけ、刻みねぎ適量をのせる。

POINT! 片栗粉でとろみをつけることで、満足感がアップ。

PART **07** ヘルシー麺類・白滝

No.357 即席で味噌ラーメン風 [レンジ]

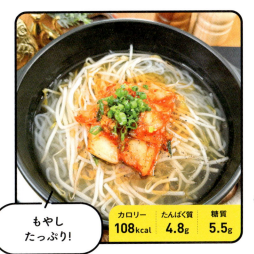

コーンは必須!

カロリー	たんぱく質	糖質
103kcal	3.4g	13.3g

1人分

 水200mℓ、味噌・みりん各大1、鶏ガラの素大½、ラカント小1、おろしにんにく小½

容器に を入れて混ぜ、**白滝200g**を加え、ラップをして3分チン。刻みねぎ・コーン(水煮)各適量をのせる。

POINT! みりんを多めに入れ、味噌に合う甘めの味つけに。好みで黒こしょうをふっても。

No.358 もやしキムチスープ白滝 [レンジ]

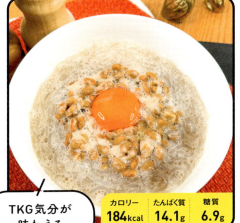

もやしたっぷり!

カロリー	たんぱく質	糖質
108kcal	4.8g	5.5g

1人分

1 容器に水200mℓ、鶏ガラの素・麺つゆ各大1、おろしにんにく小½を入れて混ぜ、**白滝200g**、**もやし½袋100g**を加え、ラップをして5分チン。

2 **キムチ50g**をのせてごま油小1を回しかけ、刻みねぎ・黒こしょう各適量をかける。

POINT! 最後にごま油を加えることで、風味が加わって満足感アップ。

No.359 納豆で卵かけ白滝

TKG気分が味わえる

カロリー	たんぱく質	糖質
184kcal	14.1g	6.9g

1人分

器に**白滝200g**、**卵白1個分**、麺つゆ大2を入れ、よく混ぜる。**納豆1パック**(付属のたれを混ぜる)を加え、**卵黄1個分**をのせる。

POINT! 卵白と卵黄を別々に使う。卵白をよく混ぜることでふんわり感が出る。

やる気TIPS 白滝はアク抜きのひと手間が必要ですが、アク抜き済みのものを使えばラク。

PART 07 ヘルシー麺類・白滝

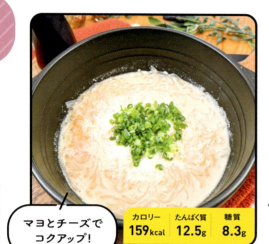

マヨとチーズでコクアップ！

カロリー	たんぱく質	糖質
159kcal	12.5g	8.3g

No.360 明太クリームスープ白滝 （レンジ）

1人分

1. 容器に**白滝**200g、牛乳・麺つゆ各大2、マヨ大1、醤油大½を入れて混ぜ、ラップをして3分チン。
2. **明太子**30g（皮を取ってほぐす）、粉チーズ大1を加えて混ぜ、刻みねぎ適量をのせる。

POINT! 耐熱の器で作れば、盛りつけの手間が不要で洗い物も減らせる。

きのこでお腹いっぱいに

カロリー	たんぱく質	糖質
90kcal	3.2g	4.7g

No.361 白滝でたっぷりきのこのペペロンチーノ風（フライパン）

1人分

フライパンに**しめじ**½株、**まいたけ**½パック50g（ともに食べやすくほぐす）、**白滝**200g、赤唐辛子（輪切り）大1、顆粒コンソメ大½、オリーブ油・おろしにんにく各小1を入れ、炒め合わせる。

POINT! 赤唐辛子でしっかり辛みを出し、食べごたえを出す。好みでドライパセリを。

お酢でさっぱりと！

カロリー	たんぱく質	糖質
99kcal	3.1g	8.6g

No.362 冷麺風

1人分

1. 器に冷水200ml、麺つゆ大3、酢大1を入れて混ぜ合わせ、**白滝**200gを加える。
2. **キムチ**50gをのせてごま油小1を回しかけ、白ごま・刻みねぎ各適量をかける。

POINT! キムチの辛みとうまみで物足りなさを解消。

PART **07** ヘルシー麺類・白滝

No.363 白滝で焼きそば風

1人分

1. フライパンに**キャベツ2枚**(食べやすくちぎる)、**豚こま肉50g**を入れて炒める。
2. 火が通ったら**白滝200g**を加え、ソース大3、麺つゆ大1を加えてからめる。**青のり適量**を散らす。

POINT! 好みで紅しょうがを添えると、より焼きそば感が出せる。

カロリー	たんぱく質	糖質
149kcal	12.4g	19.6g

ソース味でやみつき！

No.364 油そば風

1人分

A 醤油・麺つゆ・酢各大1、ごま油・鶏ガラの素各小1、おろしにんにく小1/2

器に**A**を入れて混ぜ、**白滝200g**を加えてからめる。**ラー油・刻みねぎ各適量**をかける。

POINT! ラー油の量で好みの辛さに調整して。

カロリー	たんぱく質	糖質
88kcal	2.8g	5.1g

調味料とからめるだけ！

No.365 白滝カルボナーラ

1人分

1. フライパンに**ハム2枚**(食べやすくちぎる)、**おろしにんにく小1/2**を入れて炒める。
2. **白滝200g**、牛乳大2、塩こしょう小1/2を加えて炒め、汁気がなくなったら火を止め、粗熱が取れるまで混ぜる。
3. **卵白1個分**、**粉チーズ大1**を加えて混ぜる。**卵黄1個分**をのせ、**黒こしょう適量**をふる。

POINT! 火を止めて粗熱を取り、卵白とチーズは余熱でからめる。

カロリー	たんぱく質	糖質
196kcal	16.0g	4.2g

卵黄を混ぜて濃厚に

やる気TIPS
ゆで麺は、うどん、そうめん、そば、中華麺の順にカロリーが低いです。

PART 07 ヘルシー麺類・ゆでそば

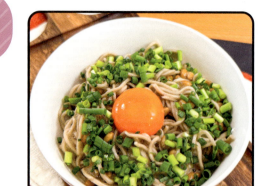

No.366 ねぎだく納豆そば
レンジ

1人分

1. 容器にゆでそば1袋、水大3を入れて混ぜ、ラップをして1分チンし、ほぐす。
2. 器に1、納豆1パック(付属のたれを混ぜる)、卵白1個分、麺つゆ大2を入れて混ぜる。刻みねぎ大3、卵黄1個分をのせる。

POINT! 卵白は麺に混ぜ込み、卵1個を余さず使用。ねぎはたっぷりのせるのがおすすめ。

納豆の粘りが最高!

カロリー	たんぱく質	糖質
407kcal	22.8g	48.8g

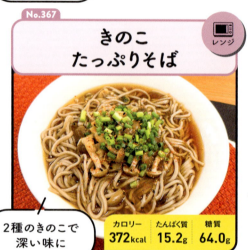

No.367 きのこたっぷりそば
レンジ

1人分

A 麺つゆ大5、醤油大2、みりん大1、ラカント大½、おろししょうが小1

1. 容器にAを入れて混ぜ合わせ、しめじ¼株、まいたけ¼パック25g(ともに食べやすくほぐす)を加え、ラップをして2分チン。
2. 水150ml、ゆでそば1袋を加え、再びラップをして1分チン。刻みねぎ・七味唐辛子各適量をかける。

POINT! きのこは手でほぐすから、包丁を使う必要なし。

2種のきのこで深い味に

カロリー	たんぱく質	糖質
372kcal	15.2g	64.0g

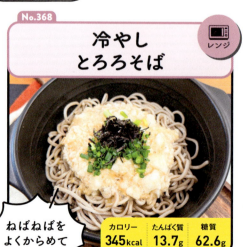

No.368 冷やしとろろそば
レンジ

1人分

1. 容器にゆでそば1袋、水大3を入れて混ぜ、ラップをして1分チン。冷水にさらして水気をきる。
2. 袋に長いも100gを入れ、麺棒でたたく。麺つゆ大3、醤油大1、おろししょうが小½を加えてもみ混ぜる。
3. 1に2を回しかけ、刻みねぎ・刻みのり各適量をのせる。

POINT! 長いものたたき具合は軽く形が残るくらいでOK。

ねばねばをよくからめて

カロリー	たんぱく質	糖質
345kcal	13.7g	62.6g

PART 07 ヘルシー麺類・ゆでそば

No.369 わかめそば（レンジ）

1人分

容器にゆでそば1袋、乾燥わかめ大1、水200ml、麺つゆ大3、醤油・みりん各大1を入れて混ぜ、ラップなしで2分チン。おろししょうが小1をのせる。

POINT! 乾燥わかめはそのまま加え、レンジで加熱しながら戻す。

しょうがの風味をきかせて

カロリー	たんぱく質	糖質
330kcal	12.0g	57.5g

No.370 キムチそば（レンジ）

1人分

1. 容器にゆでそば1袋、麺つゆ大4、水大2を入れて混ぜ、ラップをして1分チンし、ほぐす。
2. キムチ30gをのせてごま油小1を回しかけ、白ごま適量をふる。

POINT! レンジ加熱後は、麺がくっつかないようしっかりほぐして。

汁なしヘルシー麺

カロリー	たんぱく質	糖質
320kcal	11.4g	51.2g

No.371 梅肉とオクラのさっぱりそば（レンジ）

1人分

1. 容器にゆでそば1袋、オクラ3本（塩小1/2をふってこするように洗う）、水大5を入れ、ラップをして2分チン。冷水にさらして水気をきる。
2. オクラはヘタを切り落として5mm幅に切る。
3. 器にそばを盛って麺つゆ大4を加えてからめ、2、梅干し1個（種を取ってほぐす）をのせる。

POINT! オクラはネットに入ったまま塩をふってごしごしと水洗いすれば、板ずり不要。

味つけは麺つゆだけで

カロリー	たんぱく質	糖質
277kcal	10.9g	49.1g

やる気TIPS

麺だけだと血糖値が上がりやすくなるため、野菜などを加えて具だくさんに。

お弁当にも◎！ヘルシーサンドイッチ

column 4

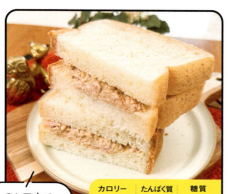

ひと工夫でカロリーダウン

No.372
低カロリーツナマヨサンド

1人分

1. ツナ缶1個70g（缶汁をきる）、マヨ大1、醤油大1/2を混ぜる。
2. 食パン2枚で1をサンドする。

POINT! ツナは水煮缶を使い、カロリーカットのマヨを使うのがヘルシーポイント。

カロリー	たんぱく質	糖質
343kcal	21.1g	43.3g

No.373
ささみのオーロラソースサンド レンジ

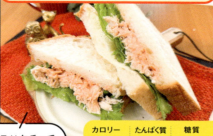

マヨ×ケチャでやみつき！

1人分

1. 容器に鶏ささみ100gを入れてフォークで数か所刺し、酒大1を回しかける。
2. ラップをして2分チンし、汁気をきってフォークでほぐす。
3. 食パン1枚にレタス1枚、2をのせ、マヨ・ケチャップ各大1を混ぜて全体にかけ、食パン1枚でサンドする。

POINT! ささみはフォークで穴をあけて中まで火を通す。仕上げに黒こしょうをふっても美味。

カロリー	たんぱく質	糖質
427kcal	34.2g	48.9g

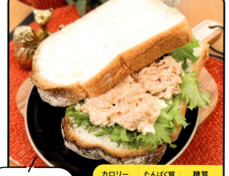

甘辛コクうま！

No.374
ツナとレタスで照りマヨサンド

1人分

1. ツナ缶1個70g（缶汁をきる）、焼き肉のたれ・マヨ各大1を混ぜる。
2. 食パン2枚でレタス1枚、1をサンドする。

POINT! 焼き肉のたれとマヨを合わせるとバーベキューソース風に。

カロリー	たんぱく質	糖質
368kcal	21.4g	48.5g

パンを食べたいけれど、カロリーや糖質が気になる……。
そんなときにおすすめのヘルシーなサンドイッチを紹介します。

No.375 明太マヨ卵サンド

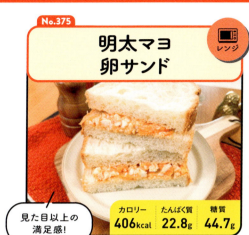

レンジ

見た目以上の満足感!

1人分

1. 耐熱ボウルに卵1個を入れ、黄身をつぶすように軽く混ぜる。ラップをして1分チンし、ほぐす。
2. 明太子30g(皮を取ってほぐす)、マヨ・醤油各大1を加えて混ぜる。
3. 食パン2枚で2をサンドする。

POINT! 卵を混ぜるときは、黄身と白身が混ざりすぎないようにする。

カロリー	たんぱく質	糖質
406kcal	22.8g	44.7g

No.376 かにかまチーズサラダサンド

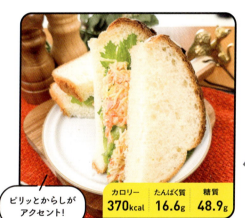

ピリッとからしがアクセント!

1人分

1. かに風味かまぼこ5本(ほぐす)、マヨ・粉チーズ各大1、練りからし小1を混ぜる。
2. 食パン2枚でレタス2枚、1をサンドする。

POINT! 粉チーズのコクがかにかまのうまみを引き立てる。

カロリー	たんぱく質	糖質
370kcal	16.6g	48.9g

No.377 カレー風味キャベツのサンドイッチ

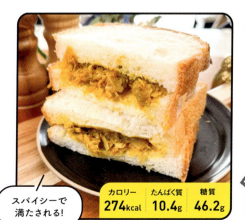

フライパン

スパイシーで満たされる!

1人分

1. フライパンでせん切りキャベツ(市販)100gをサッと炒め、カレー粉・塩こしょう各小½、ラカント小¼を加えてからめる。
2. 食パン2枚で1をサンドする。

POINT! キャベツがしんなりしたらOK。仕上げに黒こしょうをふるのもおすすめ。

カロリー	たんぱく質	糖質
274kcal	10.4g	46.2g

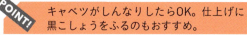

お弁当にも◎！ヘルシーサンドイッチ

column 4

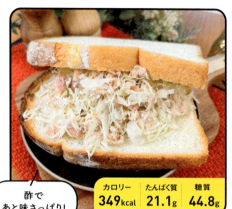

酢で あと味さっぱり！

No.378
ツナマヨコールスローのサンドイッチ

1人分

1. 袋にせん切りキャベツ(市販)50g、ツナ缶1個70g(缶汁をきる)、マヨ大1、酢大1/2、ラカント小1、塩こしょう小1/2を入れ、もみ混ぜる。
2. 食パン2枚で1をサンドする。

POINT! 袋の中で混ぜるとなじみやすい。黒こしょうをたっぷりふってもgood。

カロリー	たんぱく質	糖質
349kcal	21.1g	44.8g

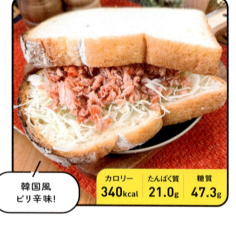

韓国風 ピリ辛味！

No.379
ツナでヤンニョムチキン風サンド

1人分

1. ツナ缶1個70g(缶汁をきる)、ケチャップ・ラカント各大1/2、コチュジャン・ごま油各小1/2を混ぜる。
2. 食パン2枚でせん切りキャベツ(市販)50g、1をサンドする。

POINT! コチュジャンとごま油を加えると、ぐっと韓国風の味に。

カロリー	たんぱく質	糖質
340kcal	21.0g	47.3g

No.380
のりチーズサンド トースター

1人分

1. 食パン2枚の片面にのりの佃煮30gを塗り、スライスチーズ1枚をサンドする。
2. トースターで1の両面をこんがり焼く。

POINT! のりの佃煮を塗った面を内側にしてチーズを間に挟む。

磯の香り 広がる

カロリー	たんぱく質	糖質
327kcal	12.8g	49.3g

No.381 魚肉ソーセージのホットサンド

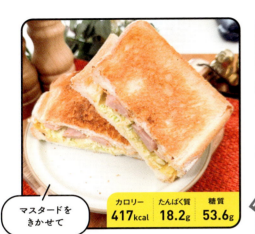

マスタードをきかせて

カロリー **417**kcal　たんぱく質 **18.2**g　糖質 **53.6**g

1人分

1. 袋にせん切りキャベツ(市販)50g、マヨ大1、マスタード小1を入れ、もみ混ぜる。
2. 食パン1枚に**1**を広げて魚肉ソーセージ1本(一口大にちぎる)をのせ、食パン1枚でサンドする。トースターで両面を焼く。

POINT! 魚肉ソーセージでヘルシーにボリュームアップ。

No.382 さば缶で味噌マヨサンド

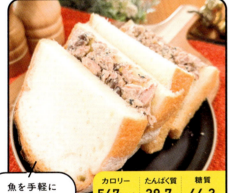

魚を手軽に摂取！

カロリー **547**kcal　たんぱく質 **39.7**g　糖質 **44.3**g

1人分

1. さば缶(水煮)1個190g(汁気をきる)、マヨ大1、味噌大½、ラカント小1を混ぜ合わせる。
2. 食パン2枚で**1**をサンドする。

POINT! さばの身をほぐしながら混ぜる。味噌を加えることで和風の味わいに。

No.383 ブロッコリーとマヨマスタードのサンドイッチ

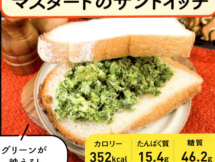

グリーンが映える！

カロリー **352**kcal　たんぱく質 **15.4**g　糖質 **46.2**g

1人分

1. ブロッコリー½株をラップで包み、2分チン。冷水にさらして水気をきり、細かく刻む。
2. **1**、マヨ・マスタード各大1、ラカント・塩こしょう各小½を混ぜ合わせる。
3. 食パン2枚で**1**をサンドする。

POINT! 加熱後のブロッコリーは調理バサミで刻むとラク。

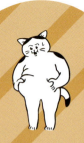

PART

08

一皿に栄養たっぷり！
ヘルシー
スープ＆鍋

スープや鍋は肉や魚などのたんぱく質と、
野菜が一度に食べられるのがうれしいポイント。
レシピの分量はお椀などに小盛りにすると2人分、
大きめの器でおかずとして食べるなら1人分です。
そのときどきでお好きな食べ方を選んでください。

PART 08 ヘルシースープ＆鍋・鶏むね肉、鶏もも肉

No.384 むね肉キャベツ塩スープ 〔鍋〕

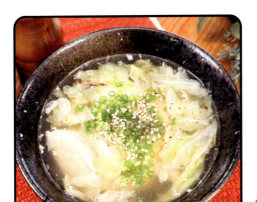

キャベツの甘みたっぷり

カロリー 93kcal ／ たんぱく質 12.9g ／ 糖質 2.2g

2人分

1. ごま油小1を熱した鍋で**キャベツ2枚**（食べやすくちぎる）を炒める。
2. **鶏むね肉100g**（薄切り）、水300mℓ、鶏ガラの素大1、おろしにんにく小½を加え、火が通るまで煮る。

POINT! キャベツは直接ちぎり入れるとラク。好みで刻みねぎや白ごま、黒こしょうをかけて。

No.385 鶏ももでもつ鍋風 〔鍋〕

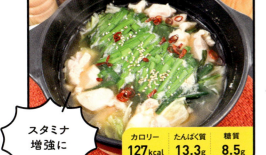

スタミナ増強に

カロリー 127kcal ／ たんぱく質 13.3g ／ 糖質 8.5g

2人分

A｜水200mℓ、麺つゆ大3、酒・鶏ガラの素・味噌各大1、ラカント大½、おろしにんにく小1

1. 鍋に**A**を入れて混ぜる。
2. **鶏もも肉100g**（一口大に切る）、**キャベツ⅛個**（食べやすくちぎる）、**ニラ½束**（食べやすく切る）を加えて火にかけ、火が通るまで煮る。

POINT! ニラは調理バサミで切れば手間なし。好みで赤唐辛子や白ごまをふると美味。

No.386 鶏もも肉とねぎの味噌仕立て鍋 〔鍋〕

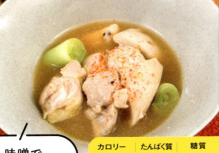

味噌でこっくりと

カロリー 133kcal ／ たんぱく質 12.3g ／ 糖質 12.7g

2人分

A｜水200mℓ、麺つゆ大3、みりん・味噌各大1、ラカント大½、おろしにんにく・おろししょうが各小1

鍋で**長ねぎ1本**（2cm幅に切る）、**鶏もも肉100g**（一口大に切る）を炒め、火が通ったら**A**を加え、ひと煮立ちさせる。

POINT! 長ねぎと鶏肉は調理バサミで切るとラク。好みで七味をふっても。

やる気TIPS スープや鍋は、野菜をたっぷりとれて胃腸も温められ、よいことずくめ。

PART 08 ヘルシースープ＆鍋・鶏もも肉

No.387 香ばし焼きねぎの鶏もも鍋

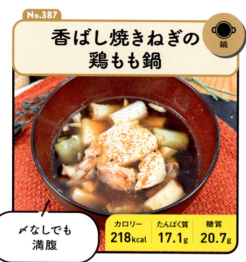

〆なしでも満腹

カロリー 218kcal ／ たんぱく質 17.1g ／ 糖質 20.7g

2人分

A｜水200㎖、麺つゆ・醤油・みりん各大3、ラカント大1

1. 鍋で鶏もも肉100g（一口大に切る）、長ねぎ1本（2㎝幅に切る）を炒める。
2. 火が通ったら、絹ごし豆腐150g（一口大にほぐす）、Aを加えてひと煮立ちさせる。

POINT! 豆腐は手でほぐすと味がしみやすい。鶏肉と長ねぎは調理バサミで切るとラク。好みで七味を。

No.388 鶏とキャベツのうま塩鍋

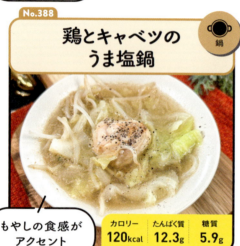

もやしの食感がアクセント

カロリー 120kcal ／ たんぱく質 12.3g ／ 糖質 5.9g

2人分

1. ごま油小1を熱した鍋で鶏もも肉100g（一口大に切る）、おろしにんにく小1を炒める。
2. 火が通ったら水200㎖、麺つゆ大2、鶏ガラの素大1を加えて混ぜ、キャベツ1/8個（食べやすくちぎる）、もやし1/2袋100gを順に加え、ひと煮立ちさせる。

POINT! 野菜はサッと火を通し、食感よく仕上げる。黒こしょうをかけると味が締まる。

No.389 味噌豆乳鍋

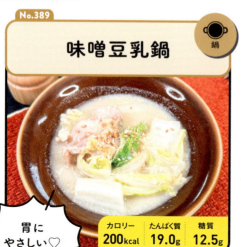

胃にやさしい♡

カロリー 200kcal ／ たんぱく質 19.0g ／ 糖質 12.5g

2人分

A｜水・豆乳各100㎖、味噌大2、みりん大1、ラカント・鶏ガラの素各大1/2、おろしにんにく小1

1. 鍋にAを入れて混ぜ合わせる。
2. 鶏もも肉100g、白菜1/8個、絹ごし豆腐150g（すべて一口大に切る）を加えて火にかけ、火が通るまで煮る。

POINT! 豆乳が分離するので煮立たせすぎに注意。好みで白ごまをかけて。

PART 08 ヘルシースープ＆鍋・鶏もも肉、鶏ひき肉

No.390 炊飯器で ズボラサムゲタン

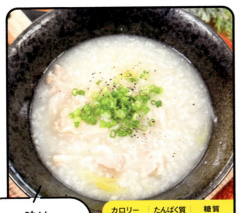

味は専門店級

カロリー	たんぱく質	糖質
151kcal	11.5g	14.4g

2人分

1. 炊飯釜に**白米大2**、水600mℓ、鶏ガラの素大1、おろししょうが・おろしにんにく各大1/2を入れて混ぜる。
2. **鶏もも肉100g**（一口大に切る）、**長ねぎ1/2本**（斜め切り）を加え、通常炊飯。炊き上がったらごま油小1を回しかける。

POINT! 鶏肉と長ねぎは調理バサミで切るとラク。好みで刻みねぎや黒こしょうをふっても。

No.391 鶏ひき肉で 担々豆腐スープ

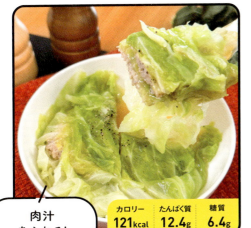

高たんぱくな一皿！

カロリー	たんぱく質	糖質
205kcal	20.9g	9.8g

2人分

1. 鍋に**鶏ひき肉100g**、醤油大2、ラカント大1/2、コチュジャン小1を入れて炒める。
2. **絹ごし豆腐150g**（一口大にほぐす）、牛乳・水各200mℓ、鶏ガラの素大1、味噌大1/2を加えてひと煮立ちさせる。

POINT! 豆腐は手でほぐすことで味がよくなじむ。好みで刻みねぎ、ラー油、白ごまを。

No.392 鶏ひき肉で ミルフィーユキャベツ

肉汁あふれる！

カロリー	たんぱく質	糖質
121kcal	12.4g	6.4g

2人分

1. 袋に**鶏ひき肉100g**、顆粒コンソメ大1、おろしにんにく小1/2を入れてもみ混ぜる。
2. 容器に**キャベツ1/4個**（食べやすくちぎる）、**1**を交互に重ね入れる。水100mℓを加え、ラップをして5分チン。

POINT! キャベツと肉だねを交互に重ねて2層にする。好みで黒こしょうをかけても。

やる気TIPS ラー油は唐辛子の辛みを移した油。脂質が含まれるので使いすぎに注意。

PART 08

ヘルシースープ&鍋・鶏ひき肉、豚肉

No.393 鶏団子とキャベツのうま塩スープ（鍋）

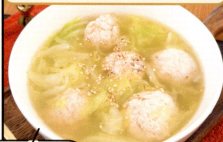

1品で大満足

カロリー	たんぱく質	糖質
139kcal	13.2g	7.8g

2人分

A　醤油・片栗粉各大1、味噌大½、おろしにんにく・おろししょうが各小½

1. 袋に鶏ひき肉100g、Aを入れてもみ混ぜ、一口大に丸める。
2. 鍋にキャベツ⅛個（食べやすくちぎる）、水250㎖、鶏ガラの素大1を入れて火にかけ、1を加えて火が通るまで煮る。

POINT! キャベツは直接ちぎり入れ、鶏団子は煮立ってから加える。好みで白ごまをふっても。

No.394 豚ロースとキャベツのうまスープ（フライパン）

包丁＆まな板不要!

カロリー	たんぱく質	糖質
93kcal	11.4g	5.3g

2人分

フライパンにキャベツ¼個（食べやすくちぎる）、水200㎖、鶏ガラの素大1、おろしにんにく小1を入れて混ぜる。豚ロース肉80gを広げてのせ、ふたをして5分蒸し煮にする。

POINT! キャベツは直接ちぎり入れるとラク。豚肉でふたをしてうまみを閉じ込める。好みで黒こしょうをふっても。

No.395 ちゃんぽん風鍋（鍋）

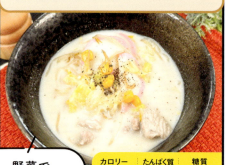

野菜で具だくさん!

カロリー	たんぱく質	糖質
201kcal	16.2g	17.6g

2人分

A　水100㎖、鶏ガラの素・味噌・醤油各大1、おろしにんにく小1、塩こしょう小½

1. 鍋にAを入れて混ぜ、豚こま肉50g、キャベツ⅛個（食べやすくちぎる）、もやし½袋100g、コーン（水煮）大3、かまぼこ⅓本（薄切り）を加え、ひと煮立ちさせる。
2. 牛乳200㎖を加え、沸騰直前まで加熱する。

POINT! 沸騰すると吹きこぼれるので、沸騰直前で止める。好みで黒こしょうをふっても。

PART 08 ヘルシースープ&鍋・さば缶

No.396 さば缶でピリ辛キムチスープ 〈鍋〉

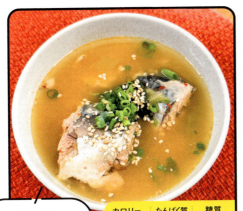

缶詰で栄養たっぷり!

2人分

鍋に**さば缶(水煮)**1個190g、**キムチ30g**、水300ml、鶏ガラの素大1、おろしにんにく小1を入れて混ぜる。火にかけてひと煮立ちさせ、ごま油小1を回しかける。

 だしになるので缶汁ごと加える。好みで刻みねぎや白ごまをかけても。

カロリー	たんぱく質	糖質
158kcal	15.6g	1.6g

No.397 さば缶と白菜の無水味噌煮込み風 〈レンジ〉

白菜の水分を生かす!

2人分

1. 容器に**白菜**⅙個(食べやすくちぎる)を入れ、**さば缶(水煮)**1個190gをのせる。
2. みりん・味噌各大2、ラカント大½、おろしにんにく小1を混ぜて回しかけ、ラップをして6分チン。

 調味料は混ぜ合わせてから全体に回しかける。好みで刻みねぎや白ごまをかけて。

カロリー	たんぱく質	糖質
218kcal	18.2g	14.3g

No.398 さば缶としめじのカレースープ 〈鍋〉

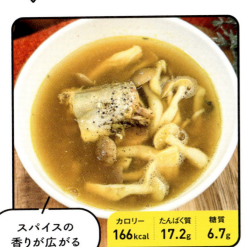

スパイスの香りが広がる

2人分

A 水250ml、麺つゆ大3、顆粒コンソメ大1、カレー粉小1、おろしにんにく小½

鍋に**さば缶(水煮)**1個190g、**しめじ**1株100g(ほぐす)、**A**を入れて火にかけ、ひと煮立ちさせる。

 ときどき混ぜながら加熱し、しめじに火が通ったらOK。好みで黒こしょうを。

カロリー	たんぱく質	糖質
166kcal	17.2g	6.7g

やる気TIPS
野菜の水分を生かす無水調理は、栄養を逃さずとれてヘルシーです。

PART 08 ヘルシースープ&鍋・さば缶、鮭

No.399 さば缶とあさりでアクアパッツァ風 【レンジ】

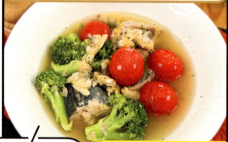

レンジで簡単ごちそう!

カロリー	たんぱく質	糖質
185kcal	19.0g	5.3g

2人分

1. 容器に水200ml、顆粒コンソメ大1、おろしにんにく小1を入れて混ぜる。
2. さば缶(水煮)1個190g、あさり(むき身)30g、ミニトマト5個(ヘタを取り、切り目を入れる)、ブロッコリー½株(小房に分ける)を加え、ラップをして6分チン。オリーブ油小1を回しかける。

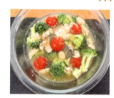

POINT! ミニトマトは切り目を入れることで破裂防止になり、味もなじむ。好みで黒こしょうをふって。

No.400 鮭と豆腐の石狩鍋風 【鍋】

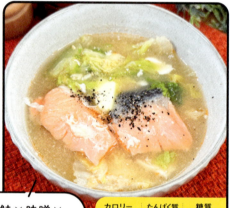

鮭×味噌×バターは最強

カロリー	たんぱく質	糖質
196kcal	20.0g	12.8g

2人分

1. 鍋に水200ml、味噌大3、みりん・麺つゆ各大1を入れて混ぜ、白菜⅛個(食べやすくちぎる)を加えて火にかけ、ひと煮立ちさせる。
2. 鮭1切れ、絹ごし豆腐150g(一口大にほぐす)を加え、再度ひと煮立ちしたら、鮭をへらで大きくほぐし、バター5gをのせる。

POINT! 具材は手やへらでほぐすと包丁いらずで味がなじむ。好みで黒こしょうをふっても。

No.401 鮭の豆乳味噌鍋 【鍋】

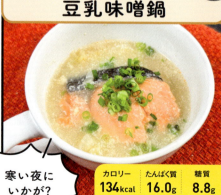

寒い夜にいかが?

カロリー	たんぱく質	糖質
134kcal	16.0g	8.8g

2人分

A 水・豆乳各100ml、味噌大1、顆粒コンソメ大½、塩こしょう・おろしにんにく各小½

1. 鍋にAを入れて混ぜ、キャベツ¼個(食べやすくちぎる)を加えて火にかけ、ひと煮立ちさせる。
2. 鮭1切れ(半分に切る)を加え、再度ひと煮立ちさせる。

POINT! 豆乳が分離するので加熱しすぎに注意。好みで刻みねぎをかけて。

PART 08 ヘルシースープ&鍋・タラ

No.402 タラときのこの味噌鍋 🍲

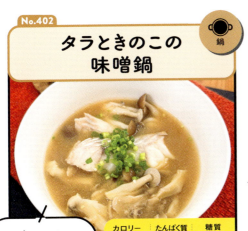

きのこのうまみで深い味！

カロリー	たんぱく質	糖質
107kcal	17.1g	6.6g

2人分

A 水200mℓ、麺つゆ大3、味噌大1、おろしにんにく・おろししょうが各小½

1. 鍋に **A** を入れて混ぜ、**しめじ½株50g**(ほぐす)、**まいたけ½パック50g**(ほぐす)を加えて火にかけ、ひと煮立ちさせる。
2. **タラ1～2切れ150g**(食べやすく切る)を加え、再度ひと煮立ちさせる。

POINT! かたくなるのでタラは最後に入れる。好みで刻みねぎをかけても。

No.403 タラのキムチ鍋 🍲

白身魚の食べごたえアップ！

カロリー	たんぱく質	糖質
100kcal	16.0g	5.8g

2人分

A 水200mℓ、鶏ガラの素・味噌各大½、コチュジャン小1、おろしにんにく小½

1. 鍋に **A** を入れて混ぜ、**白菜⅙個**(食べやすく切る)、**ニラ½束**(食べやすく切る)を加えて火にかけ、ひと煮立ちさせる。
2. **タラ1～2切れ150g**、**キムチ30g**を加え、再度ひと煮立ちさせる。

POINT! 野菜は調理バサミを使うとラク。タラは好みで食べやすく切って。白ごまをふっても。

No.404 タラと白菜のクリーム鍋 🍲

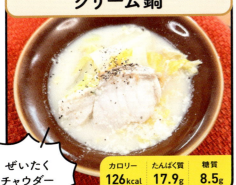

ぜいたくチャウダー

カロリー	たんぱく質	糖質
126kcal	17.9g	8.5g

2人分

A 水・牛乳各100mℓ、酒大2、味噌・顆粒コンソメ各大½、おろしにんにく小1

1. 鍋に **A** を入れて混ぜ、**白菜⅛個**(食べやすく切る)を加えて火にかけ、ひと煮立ちさせる。
2. **タラ1～2切れ150g**(食べやすく切る)、**あさり(むき身)30g**を加え、再度ひと煮立ちさせる。

POINT! 具材を切るのは調理バサミがラク。好みで黒こしょうをふると味が締まる。

やる気TIPS

豆乳からもたんぱく質が摂取できます。低糖質のものを使うとなおよし。

PART 08 ヘルシースープ&鍋・魚介

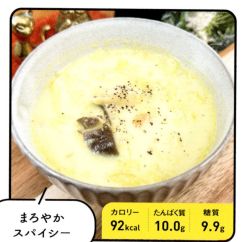

まろやかスパイシー

カロリー	たんぱく質	糖質
92kcal	10.0g	9.9g

No.405 シーフードミックスでカレークリームスープ 鍋

2人分

鍋に**シーフードミックス(冷凍)50g**、**エリンギ½本**(食べやすく切る)、**キャベツ⅛個**(食べやすく切る)、**水・牛乳各200㎖**、**顆粒コンソメ大1**、**カレー粉小1**を入れて混ぜ、火にかけてひと煮立ちさせる。

POINT! シーフードミックスは凍ったままでOK。好みで黒こしょうをふっても。

No.406 炊飯器で味噌おでん 炊飯器

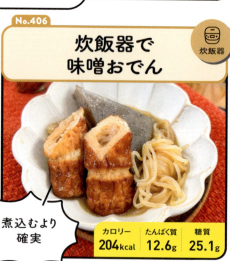

煮込むより確実

カロリー	たんぱく質	糖質
204kcal	12.6g	25.1g

2人分

A 水150㎖、麺つゆ大3、味噌・ラカント・みりん・酒各大2

炊飯釜に**A**を入れて混ぜ、**ちくわ3本**(斜め半分に切る)、**こんにゃく1枚200g**(三角形に四等分に切る)、**結び白滝1パック150g**を加えて通常炊飯。

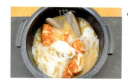

POINT! 白滝は洗っておく。ちくわとこんにゃくは調理バサミを使うとラク。

No.407 ちくわのごま味噌鍋 鍋

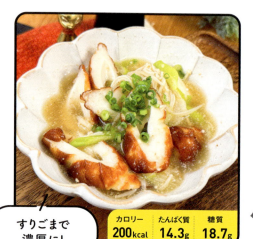

すりごまで濃厚に!

カロリー	たんぱく質	糖質
200kcal	14.3g	18.7g

2人分

A 水200㎖、麺つゆ大2、みりん・味噌・白すりごま各大1、ラカント小1

鍋に**A**を入れて混ぜ、**ちくわ2本**(食べやすく切る)、**長ねぎ½本**(食べやすく切る)、**えのき½株**(ほぐす)、**絹ごし豆腐150g**(一口大にほぐす)を加えて火にかけ、ひと煮立ちさせる。

POINT! ねぎに火が通るまで加熱する。好みで刻みねぎをかけても。

PART 08 ヘルシースープ&鍋・トマト缶

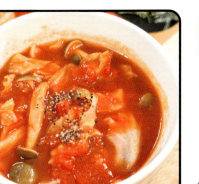

うまみがギュッと凝縮!

カロリー	たんぱく質	糖質
65kcal	4.4g	8.8g

No.408 トマト缶で無水具だくさんスープ 〔レンジ〕

2人分

容器に**カットトマト缶½個200g**、**あさり(むき身)30g**、**キャベツ⅛個**(食べやすくちぎる)、**しめじ½株50g**(ほぐす)、顆粒コンソメ大1、ラカント・おろしにんにく各小1を入れて混ぜ、ラップをして6分チン。

POINT! キャベツはちぎり入れる。好みで黒こしょうをふっても美味。

罪悪感なくモリモリイケる

カロリー	たんぱく質	糖質
64kcal	3.6g	9.0g

No.409 トマト缶でカレー風スープ 〔レンジ〕

2人分

1 容器に**カットトマト缶½個200g**、顆粒コンソメ大1、ラカント大½、カレー粉・おろしにんにく各小1を入れて混ぜる。

2 **しめじ½株50g**(ほぐす)、**キャベツ⅛個**(食べやすくちぎる)を加え、ラップをして6分チン。

POINT! トマト缶と調味料をよく混ぜてから具を加える。好みでドライパセリをふっても。

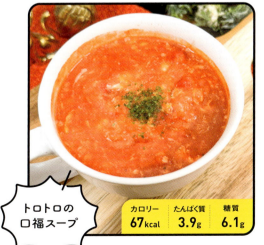

トロトロの口福スープ

カロリー	たんぱく質	糖質
67kcal	3.9g	6.1g

No.410 トマト缶で洋風かきたまスープ 〔鍋〕

2人分

1 鍋に**カットトマト缶¼個100g**、水100mℓ、顆粒コンソメ大1、おろしにんにく小1を入れて混ぜ、火にかけてひと煮立ちさせる。

2 **溶き卵1個分**を回し入れ、卵がかたまったら火を止める。水溶き片栗粉(水大2、片栗粉大½)を加えて混ぜ、とろみをつける。

POINT! 水溶き片栗粉はよく混ぜてから加える。彩りにドライパセリをふっても。

やる気TIPS 炊飯器調理は油不使用でもできるメニューが多いので、ダイエット向き。

175

PART 08 ヘルシースープ＆鍋・トマト缶、にんじん

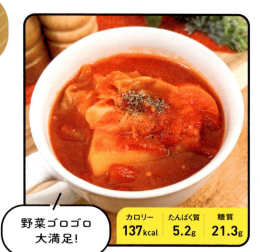

野菜ゴロゴロ大満足！

カロリー **137kcal** / たんぱく質 **5.2g** / 糖質 **21.3g**

No.411 炊飯器ミネストローネ 炊飯器

2人分

炊飯釜に**カットトマト缶1個400g**、**玉ねぎ¼個**、**にんじん½本**、**じゃがいも1個**、**キャベツ⅛個**（すべて食べやすく切る）、**顆粒コンソメ大2**、**おろしにんにく小1**を入れて通常炊飯。

 POINT! 野菜は大きさをそろえる。炊飯後はよく混ぜて。好みで黒こしょうをふっても美味。

栄養バランスが最強！

カロリー **187kcal** / たんぱく質 **14.7g** / 糖質 **5.5g**

No.412 納豆トマト卵スープ レンジ

1人分

1. 容器に**カットトマト缶¼個100g**、**納豆1パック**（付属のたれを混ぜる）、**水100mℓ**、**鶏ガラの素大1**を入れて混ぜ、ラップをして2分チン。
2. **溶き卵1個分**を回し入れ、再びラップをして2分チン。

POINT! 溶き卵は全体に回しかけて。好みで黒こしょうをふっても美味。

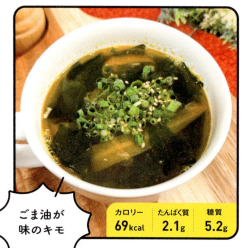

ごま油が味のキモ

カロリー **69kcal** / たんぱく質 **2.1g** / 糖質 **5.2g**

No.413 ひらひらにんじんとわかめのスープ 鍋

2人分

1. **ごま油小1**を熱した鍋で**にんじん1本**（ピーラーで薄切り）を炒める。
2. **乾燥わかめ大2**、**水600mℓ**、**鶏ガラの素大2**を加え、ひと煮立ちさせる。

 POINT! にんじんはピーラーで薄切りにすると火が通りやすく時短に。好みで刻みねぎや白ごまを。

PART **08** ヘルシースープ＆鍋・にんじん、玉ねぎ

No.414 炊飯器で丸ごとポトフ 🍚炊飯器

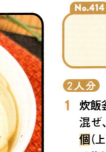

＼これぞズボラ飯／

カロリー	たんぱく質	糖質
103kcal	4.9g	13.2g

2人分

1. 炊飯釜に水300㎖、顆粒コンソメ大2を入れて混ぜ、**ハム2枚**(食べやすくちぎる)、**玉ねぎ1個**(上下を切り落とす)、**にんじん1本**(ヘタを切り落とす)を入れて通常炊飯。
2. 炊き上がったら、具材を食べやすくほぐす。

 POINT! にんじんが入らなければ半分に切る。好みでドライパセリをふっても。

No.415 玉ねぎ丸ごとスープ 📡レンジ

＼玉ねぎの魅力全開／

カロリー	たんぱく質	糖質
94kcal	3.5g	17.2g

1人分

容器に水200㎖、顆粒コンソメ大1を入れて混ぜ、**玉ねぎ1個**(上下を切り落とし、十字に切り込みを入れる)を入れ、ラップをして10分チン。粉チーズ適量をふる。

 POINT! 切り込みを入れることで中までしっかり火が入る。好みで黒こしょうをふっても。

No.416 丸ごと玉ねぎのうま塩鍋 🍲鍋

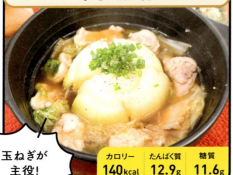

＼玉ねぎが主役！／

カロリー	たんぱく質	糖質
140kcal	12.9g	11.6g

2人分

Ⓐ 水300㎖、酒大2、醤油・鶏ガラの素各大1、おろしにんにく小1

1. 鍋に**Ⓐ**を入れて混ぜ、中央に**玉ねぎ1個**(上下を切り落とし、十字に切り込みを入れる)を入れる。
2. **鶏もも肉100g**(一口大に切る)、**白菜⅛個**(食べやすく切る)を周りに入れ、ふたをして火にかけ、火が通るまで煮る。

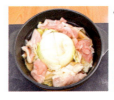
 POINT! ふたをして蒸し煮にすることで、玉ねぎの中まで火が通る。好みで刻みねぎや黒こしょうを。

やる気TIPS ピーラーは皮をむくだけでなく、ごく薄切りにするときも使えます。

PART 08 ヘルシースープ&鍋・白菜

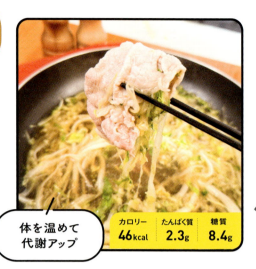
体を温めて代謝アップ

カロリー	たんぱく質	糖質
46kcal	2.3g	8.4g

No.417 せん切り白菜でしょうが鍋

2人分

1 鍋に白菜1/8個(せん切り)、水200ml、麺つゆ大5、おろししょうが大1を入れて混ぜ、火にかけてひと煮立ちさせる。

2 豚ロース薄切り肉100gを1にくぐらせて火を通し、白菜を包んで食べる。

POINT! 白菜はせん切りにすると火が通りやすく、食感もよい。ピーラーがあると便利。

白菜の甘みを発見

カロリー	たんぱく質	糖質
43kcal	1.3g	4.1g

No.418 丸ごと白菜スープ

2人分

1 バター5gを熱した鍋で白菜1/8個を焼き、両面に軽く焼き目をつける。

2 水200ml、顆粒コンソメ大1を加え、ふたをしてやわらかくなるまで蒸す。

POINT! 白菜に焼き目をつけて香ばしい風味を出す。好みで黒こしょうをふって。

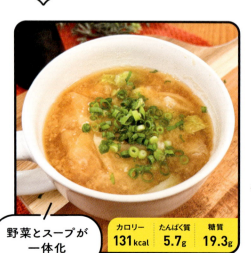
野菜とスープが一体化

カロリー	たんぱく質	糖質
131kcal	5.7g	19.3g

No.419 白菜とひらひら大根の味噌スープ

2人分

鍋に白菜1/8個(食べやすく切る)、大根1/3本(ピーラーで薄切り)、水300ml、味噌・みりん・醤油各大2、おろししょうが小1を入れて火にかけ、火が通るまで煮る。

POINT! 大根は薄切りにすることで短時間で火が入る。好みで刻みねぎをのせても。

PART **08** ヘルシースープ&鍋・大根、ブロッコリー

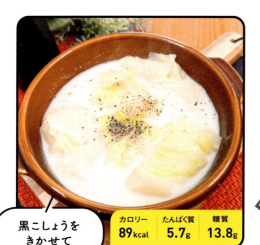

黒こしょうを
きかせて

カロリー	たんぱく質	糖質
89 kcal	5.7 g	13.8 g

No.420 大根とキャベツのクリーミースープ 鍋

2人分

1 鍋に**大根1/3本**(ピーラーで薄切り)、**キャベツ1/8個**(食べやすく切る)、水200㎖、顆粒コンソメ大1を入れて火にかけ、ひと煮立ちさせる。

2 **牛乳200㎖**を加えて温め、黒こしょう適量をふる。

POINT! 風味が落ちるので、牛乳を加えたら沸騰させないこと。

No.421 ブロッコリーのかきたまスープ 鍋

2人分

1 ごま油小1を熱した鍋で**ブロッコリー1/2株**(小房に分ける)を炒める。

2 水400㎖、鶏ガラの素大2を加えてひと煮立ちさせ、弱火にして**溶き卵1個分**を回し入れる。

POINT! 溶き卵は弱火にして加えるとふわっと仕上がる。好みで黒こしょうをふって。

炒めて
香ばしく!

カロリー	たんぱく質	糖質
92 kcal	6.9 g	0.9 g

やる気
TIPS

コーンは缶詰やパウチなら年中手に入り、欲しい分だけ使えて便利です。

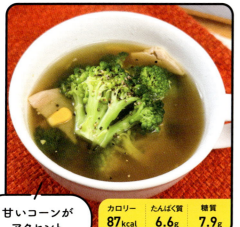

甘いコーンが
アクセント

カロリー	たんぱく質	糖質
87 kcal	6.6 g	7.9 g

No.422 ブロッコリーとコーンのコンソメスープ 鍋

2人分

鍋に**ブロッコリー1/2株**(小房に分ける)、**ハム2枚**(食べやすくちぎる)、**コーン(水煮)大3**、水400㎖、顆粒コンソメ大2を入れて火にかけ、ひと煮立ちさせる。

POINT! ハムはちぎって時短。ブロッコリーは調理バサミでも。好みで黒こしょうをふって。

179

PART 08 ヘルシースープ&鍋・ブロッコリー

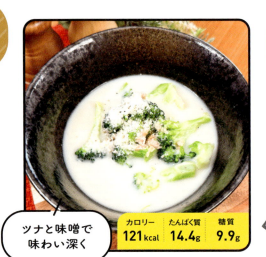

ツナと味噌で味わい深く

カロリー 121kcal / たんぱく質 14.4g / 糖質 9.9g

No.423 ブロッコリーとツナの味噌クリームスープ（鍋）

2人分

1. 鍋に**ブロッコリー½株**(小房に分ける)、**ツナ缶1個70g**(缶汁をきる)、水200ml、顆粒コンソメ大1、味噌大½、おろしにんにく小1を入れて火にかけ、ひと煮立ちさせる。
2. 牛乳200mlを加えて温め、器に盛って粉チーズ大1をふる。

POINT! 加熱しすぎず、ブロッコリーに火が通ればOK。好みで黒こしょうをふっても美味。

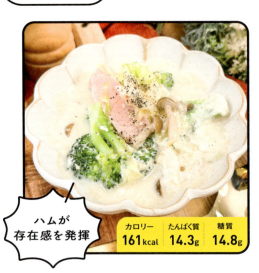

ハムが存在感を発揮

カロリー 161kcal / たんぱく質 14.3g / 糖質 14.8g

No.424 ブロッコリーとキャベツの味噌クリームスープ（鍋）

2人分

鍋に**ハム2枚**(食べやすく切る)、**キャベツ⅛個**(食べやすく切る)、**ブロッコリー½株**(小房に分ける)、**しめじ½株50g**(ほぐす)、水・牛乳各200ml、麺つゆ・味噌各大2を入れて混ぜ、ひと煮立ちさせる。

POINT! 牛乳が分離するので加熱しすぎに注意。野菜に火が通ればOK。好みで黒こしょうを。

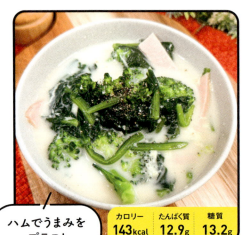

ハムでうまみをプラス！

カロリー 143kcal / たんぱく質 12.9g / 糖質 13.2g

No.425 ブロッコリーとほうれん草でヘルシークリームスープ（鍋）

2人分

鍋に**ブロッコリー½株**(小房に分ける)、**ほうれん草½袋100g**(食べやすく切る)、**ハム2枚**(短冊切り)、水・牛乳各300ml、顆粒コンソメ大2、おろしにんにく小½を入れて火にかけ、ひと煮立ちさせる。

POINT! 牛乳が分離するので加熱は野菜に火が通ればOK。好みで黒こしょうをふって。

PART 08 ヘルシースープ&鍋・ほうれん草、小松菜

No.426 ほうれん草ときのこのクリームスープ 🍲鍋

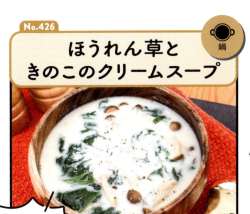

粉チーズでコク増し

カロリー 97kcal / たんぱく質 8.2g / 糖質 10.1g

2人分

1. 鍋にほうれん草½袋100g（食べやすく切る）、しめじ½株50g（ほぐす）、水200mℓ、顆粒コンソメ大2を入れて火にかけ、ひと煮立ちさせる。
2. 牛乳200mℓを加えて温め、器に盛って粉チーズ大1をふる。

POINT! 風味が落ちるので牛乳を加えたら沸騰させないこと。好みで黒こしょうをふっても。

No.427 ほうれん草のかきたまスープ 🍲鍋

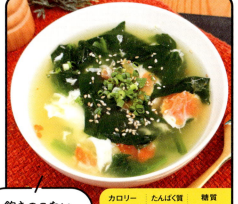

飽きのこない定番味

カロリー 65kcal / たんぱく質 5.3g / 糖質 0.3g

2人分

鍋にほうれん草½袋100g（食べやすく切る）、水400mℓ、鶏ガラの素大2を入れて火にかけ、ひと煮立ちしたら、溶き卵1個分を回し入れる。

POINT! 卵は溶きすぎず黄身の形を残すと食べごたえが出る。好みで刻みねぎや白ごまを。

No.428 小松菜とキムチのスープ 🍲鍋

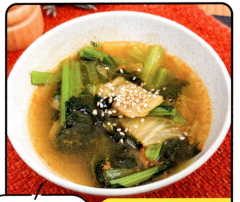

ほどよい辛みにハマる

カロリー 60kcal / たんぱく質 2.8g / 糖質 2.6g

2人分

1. ごま油小1を熱した鍋で小松菜½袋100g（食べやすく切る）、キムチ30gを炒める。
2. 水400mℓ、鶏ガラの素大2、コチュジャン小1、おろしにんにく小½を加えて混ぜ、ひと煮立ちさせる。

POINT! キムチは炒めるとコクが出る。小松菜は調理バサミで切るのがラク。好みで白ごまをふって。

やる気TIPS
コクが加わる粉チーズは、たんぱく質とカルシウムが豊富。かけすぎには注意。

PART 08 ヘルシースープ&鍋・キャベツ、長いも

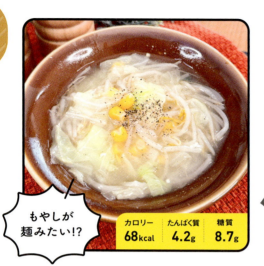

もやしが麺みたい!?

カロリー 68kcal　たんぱく質 4.2g　糖質 8.7g

No.429 キャベツともやしの味噌コーン鍋

2人分

A｜水400ml、鶏ガラの素・醤油各大1、味噌大½、ラカント・おろしにんにく各小1

鍋に**キャベツ⅛個**(食べやすくちぎる)、**もやし½袋 100g**、**コーン(水煮)大3**、**A**を入れて火にかけ、ひと煮立ちさせる。

POINT! 野菜の食感がほどよく残るくらいで火を止める。好みで黒こしょうをふっても。

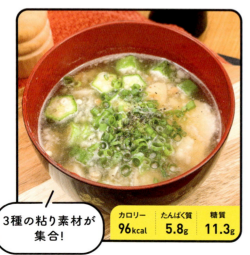

野菜がたっぷりとれる

カロリー 116kcal　たんぱく質 13.5g　糖質 4.7g

No.430 キャベツとにんじんのせん切り鍋

2人分

1. 鍋に**キャベツ⅛個**(せん切り)、**にんじん½本**(ピーラーで薄切り)、水400ml、鶏ガラの素大2を入れて火にかけ、ひと煮立ちさせる。
2. **豚ロース薄切り肉100g**を**1**にくぐらせ、火が通ったら野菜を包んで食べる。

POINT! 野菜はせん切りにすると火の通りが早い。キャベツもピーラーを使うとラク。

3種の粘り素材が集合!

カロリー 96kcal　たんぱく質 5.8g　糖質 11.3g

No.431 中華風ねばねばスープ

2人分

1. 袋に**長いも100g**を入れて麺棒でたたく。
2. 容器に**1**、**オクラ3本**(ネットの上から塩少々をふってこすり洗いし、1cm幅に切る)、**納豆1パック**(付属のたれを混ぜる)、水200ml、麺つゆ大3、鶏ガラの素・おろししょうが各大½を入れて混ぜ、ラップをして4分チン。

POINT! 長いもは粘り気が出るまでたたいてほぐす。好みで刻みねぎや黒こしょうを。

PART 08 ヘルシースープ&鍋・もやし、きのこ

No.432 もやしのとんこつ風鍋

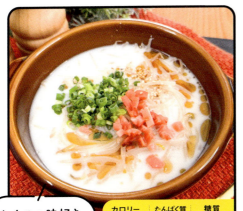

とんこつ味好きダイエッターに光！

カロリー	たんぱく質	糖質
76kcal	4.8g	5.8g

2人分

1. 容器にもやし1袋200g、水200㎖、鶏ガラの素大1、味噌大½、おろしにんにく小1を入れて混ぜる。ラップをして5分チン。
2. 牛乳100㎖を加え、再びラップをして1分チン。ごま油小1を回しかける。

POINT! 牛乳は吹きこぼれるのであとから加える。好みで紅しょうが、刻みねぎ、白ごまを。

No.433 きのこのピリ辛ごま味噌スープ

2人分

A 水200㎖、醤油大3、味噌・みりん各大1、コチュジャン・ラカント各大½

容器に**A**を入れて混ぜ、しめじ½株50g（ほぐす）、まいたけ½パック50g（ほぐす）を加え、ラップをして5分チン。ラー油小½を回しかけ、白ごま適量をふる。

POINT! レンチン前に調味料を混ぜると味がよくなじむ。好みで刻みねぎをかけても。

もう1品欲しいときに

カロリー	たんぱく質	糖質
95kcal	5.4g	10.5g

No.434 きのこクリーム鍋

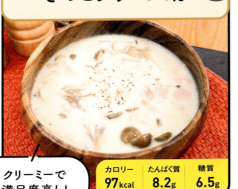

2人分

1. 容器にしめじ½株50g（ほぐす）、まいたけ½パック50g（ほぐす）、ハム2枚（食べやすくちぎる）、水100㎖、顆粒コンソメ大1、おろしにんにく小½を入れて混ぜ、ラップをして3分チン。
2. 牛乳100㎖を加え、再びラップをして1分チン。粉チーズ大1をかける。

POINT! レンチンする前に混ぜて味をなじませる。好みで黒こしょうをふると味が締まる。

クリーミーで満足度高し！

カロリー	たんぱく質	糖質
97kcal	8.2g	6.5g

やる気TIPS

食事の際は、血糖値急上昇防止のため野菜→肉・魚→炭水化物の順を意識。

PART 08 ヘルシースープ&鍋・豆腐

No.435 担々豆腐スープ
レンジ

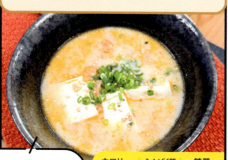

鶏のうまみが濃い！

カロリー	たんぱく質	糖質
212kcal	18.9g	9.9g

2人分

1. 容器に**鶏ひき肉100g**、コチュジャン大1、ごま油小1、おろしにんにく・おろししょうが各小½を入れて混ぜ、ラップをして2分チン。
2. 水・牛乳各150ml、鶏ガラの素大1、味噌大½、ラカント小1を加えて混ぜ、**絹ごし豆腐150g**（一口大にほぐす）を加え、再びラップをして2分チン。

POINT! 豆腐は手でほぐすと味がよくなじむ。好みで刻みねぎ、ラー油、白ごまをかけて。

No.436 豆腐ともやしの中華風スープ
レンジ

お財布にもやさしい

カロリー	たんぱく質	糖質
95kcal	6.8g	2.2g

2人分

容器に**絹ごし豆腐150g**（一口大にほぐす）、**もやし1袋200g**、水300ml、鶏ガラの素大2を入れて混ぜ、ラップをして7分チン。ごま油小1を回しかける。

POINT! 最後にごま油を加えて風味よく仕上げる。好みで刻みねぎをかけても。

No.437 豆腐と卵でサンラータン風
レンジ

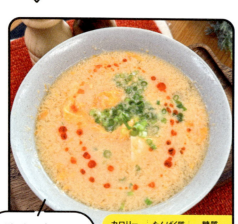

酸味と辛みがやみつきに

カロリー	たんぱく質	糖質
107kcal	8.3g	2.0g

2人分

1. 容器に水300ml、鶏ガラの素・醤油各大1を入れて混ぜ、**絹ごし豆腐150g**（一口大にほぐす）を加え、ラップをして2分チン。
2. **溶き卵1個分**を加え、再びラップをして2分チン。酢大2、ラー油小½を回しかける。

POINT! 溶き卵は全体に回しかける。好みで刻みねぎをかけても。

PART 08 ヘルシースープ&鍋・豆腐

No.438 豆腐と大根の中華風スープ（レンジ）

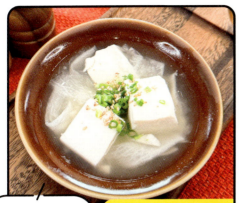

体にしみる やさしい味

カロリー **85kcal** / たんぱく質 **5.8g** / 糖質 **5.4g**

2人分

容器に**大根¼本**（ピーラーで薄切り）、**絹ごし豆腐150g**（食べやすく切る）、水300㎖、鶏ガラの素大2、おろししょうが・おろしにんにく各小1を入れて混ぜ、ラップをして5分チン。

 POINT! 大根はピーラーで薄切りにすると短時間で火が通る。好みで刻みねぎや白ごまを。

No.439 豆腐と卵のふわふわキムチスープ（レンジ）

たまらない 食感！

カロリー **104kcal** / たんぱく質 **7.7g** / 糖質 **1.4g**

2人分

1. 容器に**絹ごし豆腐150g**、**卵1個**、水100㎖、鶏ガラの素大½を入れてよく混ぜ、ラップをして3分チン。
2. **キムチ30g**をのせ、ごま油小1を回しかける。

 POINT! 豆腐と卵をほぐしてペースト状になるまでよく混ぜる。好みで刻みねぎをかけても。

No.440 豆腐の豆乳スープ（レンジ）

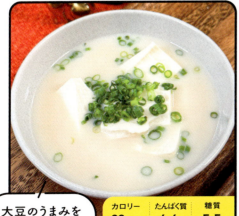

大豆のうまみを 味わう

カロリー **98kcal** / たんぱく質 **6.6g** / 糖質 **5.5g**

2人分

容器に**絹ごし豆腐150g**（食べやすくほぐす）、水・豆乳各100㎖、麺つゆ大3を入れて混ぜ、ラップをして3分チン。ごま油小1を回しかける。

 POINT! 豆腐は大きめにほぐすと食べごたえが出る。彩りに刻みねぎをかけても。

やる気TIPS　酢は脂肪燃焼をサポートします。酢の物もダイエット向きメニュー。

PART 08 ヘルシースープ&鍋・豆腐、納豆

No.441 豆腐ともずくのかきたまスープ （レンジ）

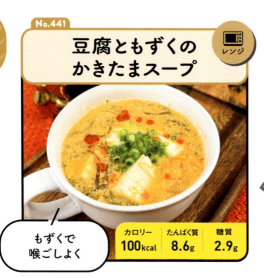

もずくで喉ごしよく

カロリー 100kcal　たんぱく質 8.6g　糖質 2.9g

2人分

A｜水300㎖、鶏ガラの素・麺つゆ・醤油各大1、おろししょうが小1

1. 容器にAを入れて混ぜ、**絹ごし豆腐150g**（食べやすく切る）、**味つけもずく1パック70g**を加え、ラップをして2分チン。
2. **溶き卵1個分**を回しかけ、再びラップをして2分チン。

POINT! 豆腐は手でほぐしてもOK。好みで刻みねぎやラー油をかけると美味。

No.442 納豆カレースープ （レンジ）

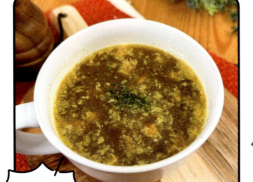

カレー風味で食べやすく

カロリー 100kcal　たんぱく質 7.6g　糖質 6.0g

1人分

容器に**納豆1パック**（付属のたれを混ぜる）、水200㎖、麺つゆ大1、カレー粉・顆粒コンソメ各小1を入れてよく混ぜ、ラップをして3分チン。

POINT! レンチン前に納豆をほぐすようによく混ぜる。好みでドライパセリをふっても。

No.443 納豆キムチスープ （レンジ）

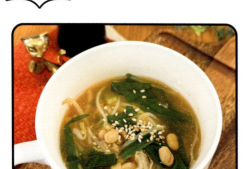

発酵食品で腸活！

カロリー 106kcal　たんぱく質 6.9g　糖質 5.8g

2人分

A｜水300㎖、鶏ガラの素・味噌各大1、コチュジャン小1、おろしにんにく小½

容器にAを入れて混ぜ、**納豆1パック**（付属のたれを混ぜる）、**もやし½袋100g**、**ニラ½束**（食べやすく切る）、**キムチ30g**を加え、ラップをして7分チン。ごま油小1を回しかける。

POINT! ニラは調理バサミで切るとラク。好みで白ごまをふっても。

PART 08 ヘルシースープ＆鍋・その他

No.444 白滝とキャベツの中華スープ 〔鍋〕

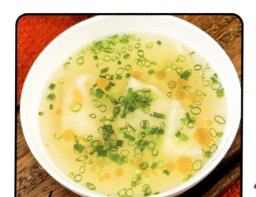

白滝でヘルシーにかさ増し

2人分

鍋に**キャベツ1/8個**(食べやすく切る)、**白滝1パック200g**、水400mℓ、醤油大2、鶏ガラの素大1、おろしにんにく小1を入れて混ぜる。火にかけてひと煮立ちしたら、ごま油小1を回しかける。

POINT! 白滝は水洗いして水気をきってから加える。好みで刻みねぎをかけても。

カロリー	たんぱく質	糖質
66kcal	3.1g	4.6g

No.445 鶏ガラワンタンスープ 〔レンジ〕

肉なしでも満足！

1人分

1. 容器に水200mℓ、鶏ガラの素大1を入れて混ぜる。
2. **餃子の皮5枚**(4つに折る)を加え、ラップをして2分チン。ごま油小1/2を回しかける。

POINT! 餃子の皮は端を水で留めるとよい。刻みねぎをかけても美味。

カロリー	たんぱく質	糖質
120kcal	3.8g	16.4g

No.446 キムチうどんスープ 〔レンジ〕

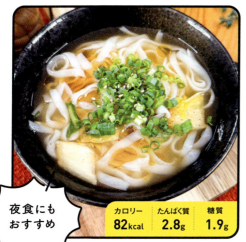

夜食にもおすすめ

1人分

1. 容器に水200mℓ、鶏ガラの素大1、おろしにんにく小1を入れて混ぜる。
2. **低糖質うどん1袋**(水気をきる)、**キムチ30g**を加え、ラップをして3分チン。ごま油小1を回しかける。

POINT! 仕上げのごま油で風味アップ。好みで刻みねぎや白ごまをふっても美味。

カロリー	たんぱく質	糖質
82kcal	2.8g	1.9g

やる気TIPS
味つきのめかぶやもずくはそのまま食べられるので、おかずの一品にも。

時間がないときに！ヘルシー朝ごはん

column 5

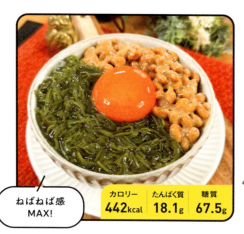

ねばねば感 MAX!

No.447
ダイエットTKG

1人分

1. ご飯180g、卵白1個分、麺つゆ大1を混ぜる。
2. 器に1を盛り、納豆1パック(付属のたれを混ぜる)、味付けめかぶ1パック、卵黄1個分をのせる。

POINT! 卵白をご飯に混ぜておくことで、フワフワになる。

カロリー	たんぱく質	糖質
442kcal	18.1g	67.5g

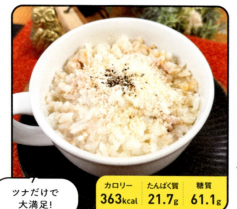

ツナだけで 大満足!

No.448
ツナのマグカップリゾット
 レンジ

1人分

耐熱のマグカップにご飯150g、ツナ缶1個70g(缶汁をきる)、牛乳100㎖、顆粒コンソメ大1/2を入れて混ぜ、ラップをして1分チン。粉チーズ大1、黒こしょう適量をかける。

POINT! あふれないように大きめのカップを使用。ツナ缶は水煮缶でカロリーオフ。

カロリー	たんぱく質	糖質
363kcal	21.7g	61.1g

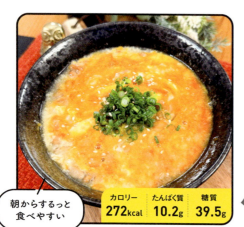

朝からするっと 食べやすい

No.449
納豆卵雑炊
 レンジ

2人分

1. 容器にご飯200g、納豆1パック(付属のたれを混ぜる)、水200㎖、麺つゆ大3、鶏ガラの素大1を入れて混ぜ、ラップをして2分チン。
2. 溶き卵1個分を加えて再びラップをして1分半チン。ごま油小1を回しかける。

POINT! 卵はあとで入れてほどよい加熱具合に。好みで刻みねぎや白ごまをかけて。

カロリー	たんぱく質	糖質
272kcal	10.2g	39.5g

健康的にやせるためにも、朝ごはんは抜かずに食べましょう。
火を使わず、忙しい朝でも無理なく作れるレシピを紹介します。

No.450 鶏ガラ卵がゆ 〔レンジ〕

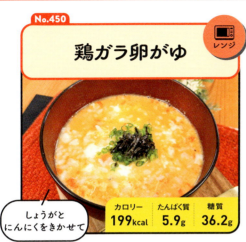

しょうがと
にんにくをきかせて

カロリー **199kcal** / たんぱく質 **5.9g** / 糖質 **36.2g**

2人分

1. 容器に水200㎖、鶏ガラの素大½、おろしにんにく・おろししょうが各小½を入れて混ぜる。
2. ご飯200g、溶き卵1個分を加え、ラップをして2分半チン。刻みねぎ・刻みのり各適量をのせる。

POINT! 卵は全体に回しかけて。余熱でも火が通り、ふわとろ食感に。

No.451 梅しそがゆ 〔レンジ〕

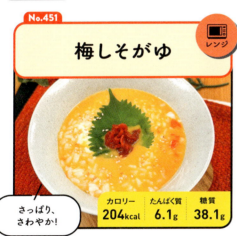

さっぱり、
さわやか！

カロリー **204kcal** / たんぱく質 **6.1g** / 糖質 **38.1g**

2人分

1. 容器にご飯200g、水200㎖、麺つゆ大2を入れて混ぜる。
2. 溶き卵1個分を加え、ラップをして2分半チン。梅干し1個(種を除く)と青じそ1枚をのせ、白ごま適量をふる。

POINT! 梅干しの塩味や青じその香りの力で、味つけは麺つゆだけで十分。

No.452 トマトがゆ 〔レンジ〕

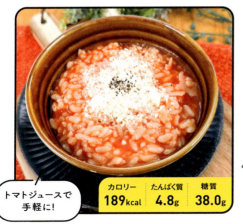

トマトジュースで
手軽に！

カロリー **189kcal** / たんぱく質 **4.8g** / 糖質 **38.0g**

2人分

容器にご飯200g、ハム1枚(一口大にちぎる)、トマトジュース・水各100㎖、顆粒コンソメ小1、ラカント小½を入れて混ぜ、ラップをして2分チン。粉チーズ小1、黒こしょう適量をかける。

POINT! ラカントを少量加えることで、トマトジュースの酸味がまろやかに。

時間がないときに！ ヘルシー朝ごはん

column 5

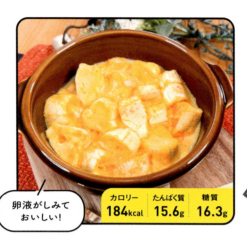

卵液がしみておいしい！

No.453 麩でフレンチトースト風

レンジ / トースター

1人分

1. 容器に**卵1個**、**牛乳100mℓ**、**ラカント大2**を入れて混ぜ、**麩20g**を加えてからめ、ラップをして3分チン。
2. トースターで焼き目がつくまで5分焼く。

POINT! 最後にトースターでこんがり焼くことで、トースト感アップ。

カロリー	たんぱく質	糖質
184kcal	15.6g	16.3g

海藻のうまみを味わう！

No.454 わかめスープ

レンジ

1人分

1. 耐熱のマグカップに**乾燥わかめ大1**、**水200mℓ**、**鶏ガラの素大1/2**、**おろししょうが小1/4**を入れて混ぜ、ラップをして2分チン。
2. **ごま油小1**を回しかけ、**刻みねぎ・白ごま各適量**をかける。

POINT! 最後にごま油を加えることで、香ばしい風味をプラス。

カロリー	たんぱく質	糖質
51kcal	1.0g	0.4g

No.455 かきたまスープ
レンジ

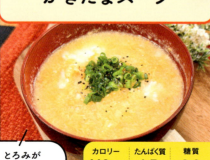

とろみが至福♪

1人分

1. 容器に**水200mℓ**、**鶏ガラの素大1/2**、**おろしにんにく小1/4**を入れて混ぜ、ラップをして1分チン。**溶き卵1個分**を加え、ラップなしで1分チン。
2. **水溶き片栗粉（水・片栗粉各大1）**を加えてとろみがつくまで混ぜ、**刻みねぎ・黒こしょう各適量**をかける。

POINT! 水溶き片栗粉はレンジ加熱後に加え、余熱でほどよいとろみをつける。

カロリー	たんぱく質	糖質
113kcal	6.7g	8.0g

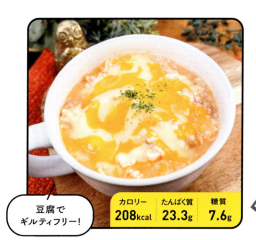

豆腐で
ギルティフリー！

カロリー	たんぱく質	糖質
208kcal	23.3g	7.6g

No.456 マグカップ豆腐グラタン
 レンジ

1人分

1. 耐熱のマグカップに絹ごし豆腐150g、ツナ缶1個70g（缶汁をきる）、ケチャップ大1、顆粒コンソメ大1/2を入れて混ぜる。
2. ピザ用チーズ15gをのせ、ラップをして2分チン。

POINT! 豆腐は絹ごしを使うことでなめらかな舌触りに。好みでドライパセリを。

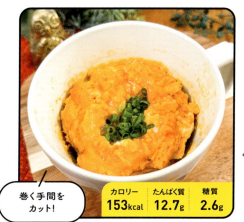

巻く手間を
カット！

カロリー	たんぱく質	糖質
153kcal	12.7g	2.6g

No.457 マグカップだし巻き
 レンジ

1人分

耐熱のマグカップに卵2個、麺つゆ大1を入れて混ぜ、ラップなしで1分チン。混ぜて再び1分チンし、刻みねぎ適量をかける。

POINT! 2回に分けて加熱することで中までしっかり火が通る。

No.458 マグカップトマトオムレツ
レンジ

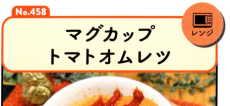

トマトのうまみが
最高

カロリー	たんぱく質	糖質
159kcal	12.8g	3.1g

1人分

1. 耐熱のマグカップに卵2個、カットトマト缶大3、顆粒コンソメ小1を入れて混ぜ、ラップなしで1分チン。
2. 混ぜて再び1分チンし、ケチャップ適量をかける。

POINT! トマトは缶詰を使って切る手間を省略。好みでドライパセリをふっても。

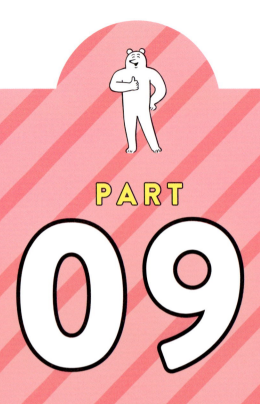

PART

09

罪悪感ゼロで至福の時間！

ヘルシースイーツ

ダイエット中も、おやつをあきらめたくない！
そんな方のために考案した低カロリーのスイーツ。
お菓子作り初心者でも簡単においしく作れるレシピです。
豆腐、豆乳、おからパウダー、きなこといった大豆製品や、
高たんぱくヨーグルトなどでたんぱく質も補給できます。

PART 09 ヘルシースイーツ・プリン、ムース

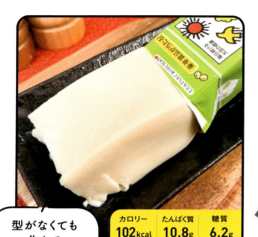

型がなくても作れる

カロリー	たんぱく質	糖質
102kcal	10.8g	6.2g

No.459 豆乳パックプリン レンジ

作りやすい分量

1. 耐熱ボウルに調製豆乳200mlを入れ、ラップをして1分半チン。
2. 粉ゼラチン4g、ラカント大1を加えて混ぜる。
3. 豆乳のパックに2を戻し入れ、冷蔵庫で2〜3時間冷やす。

POINT! パックに入れて冷やせば、型いらず。調製豆乳で食べやすい味に。

なめらかな口あたり

カロリー	たんぱく質	糖質
115kcal	9.7g	3.1g

No.460 材料3つ＆レンジで豆乳プリン レンジ

1人分（200mlのマグカップ1個分）

1. 耐熱のマグカップに卵1個、調製豆乳100ml、ラカント大2を入れてよく混ぜる。
2. ラップをして1分40秒チンし、冷蔵庫で1時間ほど冷やす。

POINT! レンジ加熱後、粗熱を取ってから冷蔵庫へ。好みで皿に出してどうぞ。

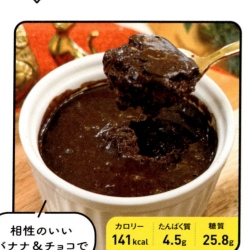

相性のいいバナナ＆チョコで

カロリー	たんぱく質	糖質
141kcal	4.5g	25.8g

No.461 材料3つでとろとろチョコバナナムース レンジ

1人分

1. 耐熱ボウルにバナナ1本（一口大にちぎる）を入れ、ラップをして1分半チン。
2. 牛乳大4、ココアパウダー大1を加え、ペースト状になるまで混ぜる。器に移し、冷蔵庫で4時間ほど冷やす。

POINT! バナナは熟したものを選ぶと甘くておいしい。仕上げにバナナをトッピングしても。

やる気TIPS

調製豆乳とは、無調整豆乳に甘みなどを加えて飲みやすくしたもの。

PART 09 ヘルシースイーツ・ケーキ

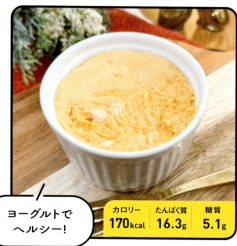

ヨーグルトでヘルシー！

カロリー 170kcal ／ たんぱく質 16.3g ／ 糖質 5.1g

No.462 太らんチーズケーキ風 レンジ

1人分

容器にギリシャヨーグルト パルテノ（プレーン砂糖不使用）1個100g、卵1個、ラカント大2を入れて混ぜ、ラップをして1分40秒チン。冷蔵庫で3時間ほど冷やす。

POINT! 濃厚なギリシャヨーグルトを使うことで、チーズ感が出て満足感のある味わいに。

No.463 抹茶レアチーズケーキ風 レンジ

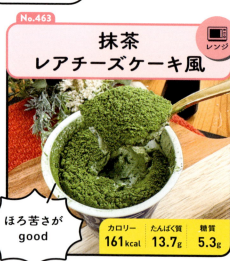

ほろ苦さが good

カロリー 161kcal ／ たんぱく質 13.7g ／ 糖質 5.3g

1人分

1. 容器にクリームチーズ1個16.3gを入れ、ラップなしで10秒チン。
2. 熱湯大1と粉ゼラチン2gを混ぜ合わせる。
3. 1、2、ギリシャヨーグルト パルテノ（プレーン砂糖不使用）1個100g、ラカント大2、抹茶パウダー小1/2を混ぜ合わせ、冷蔵庫で4時間ほど冷やす。抹茶パウダー適量をふる。

POINT! ヨーグルトのふたをあけ、他の材料を加え、パッケージの中で混ぜてもOK。洗い物が減らせてラク。

No.464 ヨーグルトでチーズケーキ風 レンジ

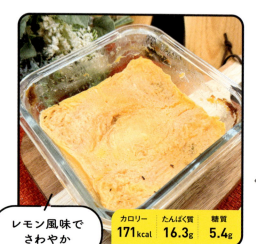

レモン風味でさわやか

カロリー 171kcal ／ たんぱく質 16.3g ／ 糖質 5.4g

2人分

容器にギリシャヨーグルト パルテノ（プレーン砂糖不使用）2個200g、卵2個、ラカント大3、レモン汁大1/2を入れて混ぜ、ラップをして4分チン。冷蔵庫で4時間ほど冷やす。

POINT! レンジで加熱後、粗熱を取ってから冷蔵庫に入れる。

PART 09 ヘルシースイーツ・ケーキ

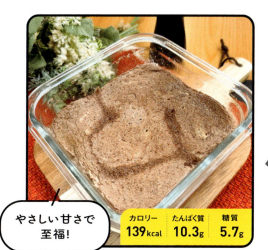

やさしい甘さで至福!

No.465 ヘルシーチョコチーズケーキ風

2人分

容器にプレーンヨーグルト200g、卵2個、ラカント大4、ココアパウダー大1を入れて混ぜ、ラップをして4分チン。冷蔵庫で4時間ほど冷やす。

POINT! ココアパウダーを使えば、チョコ味だけどヘルシーな仕上がりに。

カロリー	たんぱく質	糖質
139kcal	10.3g	5.7g

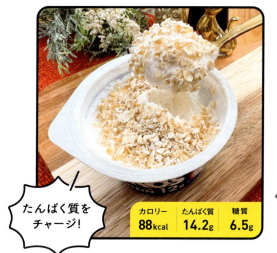

たんぱく質をチャージ!

No.466 オートミールとヨーグルトでレアチーズケーキ風

1人分

1. 熱湯大1と粉ゼラチン2gを混ぜ合わせる。
2. プロテインヨーグルト オイコス(プレーン砂糖不使用)1個113gにラカント大1、1を加えてよく混ぜる。オートミール大½を散らし、冷蔵庫で4時間ほど冷やす。

POINT! ヨーグルトの容器の中で混ぜて冷やすだけ。オートミールがクッキー生地代わりに。

カロリー	たんぱく質	糖質
88kcal	14.2g	6.5g

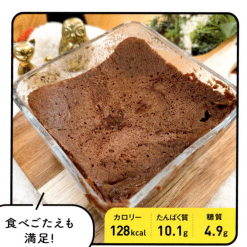

食べごたえも満足!

No.467 レンジでおからチョコケーキ風

2人分

A 牛乳100㎖、おからパウダー大5、ラカント大4、ココアパウダー大1、ベーキングパウダー小1

容器に卵1個、**A**を入れて混ぜ、ラップをして3分半チン。冷蔵庫で2時間ほど冷やす。

POINT! 小麦粉代わりにおからパウダーを使えばヘルシーで、しっとりした生地に。

カロリー	たんぱく質	糖質
128kcal	10.1g	4.9g

やる気TIPS
バナナはビタミンB群やカリウムが豊富。代謝を促進し、腸活パワーも。

PART 09 ヘルシースイーツ・ケーキ

No.468 おからバナナヨーグルトケーキ

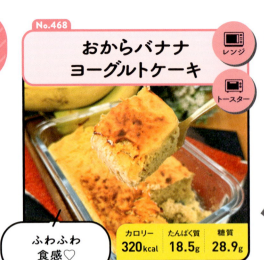

レンジ / トースター

ふわふわ食感♡

カロリー 320kcal / たんぱく質 18.5g / 糖質 28.9g

2人分

1. 容器にバナナ2本(一口大にちぎる)を入れ、ラップをして2分チンし、つぶす。
2. 1にプレーンヨーグルト200g、卵2個、おからパウダー50g、ラカント大3、ベーキングパウダー小1½を加えて混ぜ、再びラップをして5分チン。
3. 2をトースターで焦げ目がつくまで7分ほど焼く。

 POINT! おからパウダーでカロリーオフ。レンジ加熱後トースターで香ばしい焼き目をつける。

No.469 チョコチップバナナブラウニー

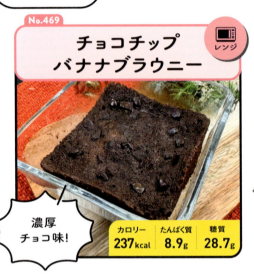

レンジ

濃厚チョコ味!

カロリー 237kcal / たんぱく質 8.9g / 糖質 28.7g

1人分

1. 容器にバナナ1本(一口大にちぎる)を入れ、ラップをして2分チンし、つぶす。
2. 卵1個、ラカント大2、ココアパウダー大1を加えてよく混ぜる。
3. ビターチョコレート10g(砕く)を散らし、再びラップをして4分チン。冷蔵庫で4時間ほど冷やす。

 POINT! チョコレートはビターを使ってカロリーオフ。甘みはラカントで補う。

No.470 ヘルシーマグカップケーキ

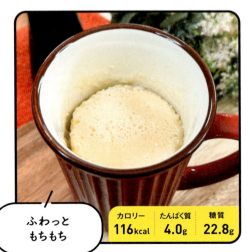

 レンジ

ふわっともちもち

カロリー 116kcal / たんぱく質 4.0g / 糖質 22.8g

1人分(200mlのマグカップ1個分)

耐熱のマグカップに牛乳・小麦粉各大3、ラカント大2、ベーキングパウダー小½を入れてよく混ぜ、ラップをして1分半チン。

 POINT! マグカップに材料を入れたら、なじむようによく混ぜて。

PART 09 ヘルシースイーツ・テリーヌ、ティラミス

No.471 ヨーグルトチョコテリーヌ

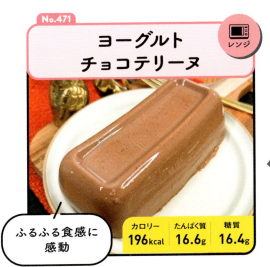

ふるふる食感に感動

カロリー	たんぱく質	糖質
196kcal	16.6g	16.4g

作りやすい分量

1. 耐熱ボウルにプレーンヨーグルト200g、牛乳100㎖、ラカント大3、ココアパウダー大1、粉ゼラチン5gを入れて混ぜ、ラップをして2分チン。
2. 容器に1を注ぎ入れ、冷蔵庫で6時間ほど冷やす。

POINT! 冷やしかためる容器は好みのもので。写真は8cm×15.6cm、容量510㎖の長方形のタッパーを使用。仕上げにココアパウダーをふっても。

No.472 即席ヨーグルトティラミス

とろ〜り新感覚!

カロリー	たんぱく質	糖質
105kcal	10.5g	6.0g

1人分

1. 熱湯・インスタントコーヒー各小1を混ぜ合わせる。
2. ギリシャヨーグルト パルテノ(プレーン砂糖不使用)1個100gに1、ラカント大2を加えて混ぜ、ココアパウダー適量をふる。

POINT! インスタントコーヒーとギリシャヨーグルトで、手軽に本格的な味わいに。

No.473 きなこティラミス風

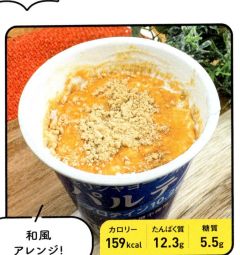

和風アレンジ!

カロリー	たんぱく質	糖質
159kcal	12.3g	5.5g

1人分

1. 容器にクリームチーズ1個16.3gを入れ、ラップなしで10秒チン。
2. ギリシャヨーグルト パルテノ(プレーン砂糖不使用)1個100gに1、ラカント大1を加えて混ぜ、きなこ小1をかける。

POINT! クリームチーズはレンジで軽く温め、やわらかくするとなじみやすい。

やる気TIPS

ギリシャヨーグルトは水分が少なく、なめらかで濃厚な味わいが特徴です。

PART 09 ヘルシースイーツ・パンケーキ

No.474 豆腐でココアパンケーキ

フライパン

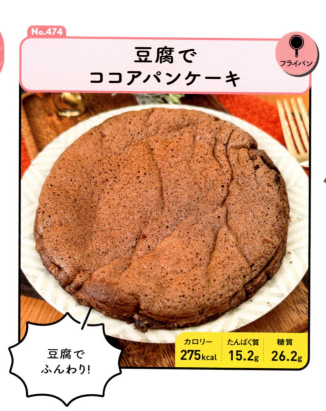

豆腐でふんわり！

カロリー	たんぱく質	糖質
275kcal	15.2g	26.2g

1人分（直径20cm1枚分）

1. ボウルに絹ごし豆腐150g、卵1個、片栗粉・ラカント各大3、ココアパウダー大1、ベーキングパウダー小1を入れ、よく混ぜる。
2. フライパンに**1**を流し入れ、弱火で両面をじっくり焼く。

POINT! 片栗粉を使うことで生地がまとまりやすく、カロリーダウンにも。

No.475 オートミールとバナナのパンケーキ

レンジ / フライパン

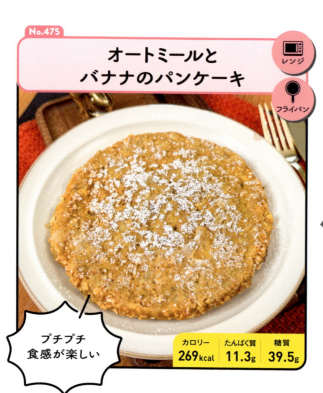

プチプチ食感が楽しい

カロリー	たんぱく質	糖質
269kcal	11.3g	39.5g

1人分（直径20cm1枚分）

1. 耐熱ボウルに**バナナ1本**（一口大にちぎる）を入れ、ラップをして2分チン。
2. **1**にオートミール30g、卵1個を加え、なめらかになるまで混ぜる。
3. フライパンに**2**を薄く広げ、弱〜中火で両面をじっくり焼く。粉糖適量をふる。

POINT! バナナをつぶしながら混ぜる。ヘルシーなオートミールでボリュームアップ。

PART **09** ヘルシースイーツ・アイス

No.476 豆腐でチョコレートアイス

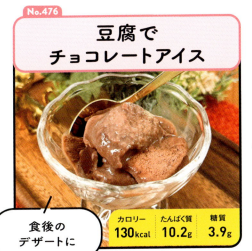

食後のデザートに

1人分

1. 熱湯大2とラカント大3を混ぜ合わせる。
2. 袋に1、絹ごし豆腐150g、ココアパウダー大2を入れ、もみ混ぜる。
3. 空気を抜いて口を閉じ、平らにして冷凍庫で3時間以上冷やす。

 溶かしたラカントは粗熱を取ってから袋へ入れる。袋の中で混ぜることで洗い物いらず。

カロリー	たんぱく質	糖質
130kcal	10.2g	3.9g

No.477 プロテインチョコアイス

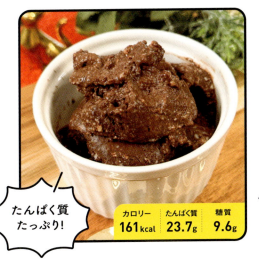

たんぱく質たっぷり！

1人分

1. プロテインシェイカーにプロテイン（チョコレート味）1食分、牛乳100ml、ココアパウダー小1を入れ、ふって混ぜる。
2. 袋に1を移し、空気を抜いて口を閉じ、平らにして冷凍庫で3時間以上冷やす。

 プロテインシェイカーがなければボウルなどで普通に混ぜてもOK。

カロリー	たんぱく質	糖質
161kcal	23.7g	9.6g

No.478 ヨーグルトフローズン

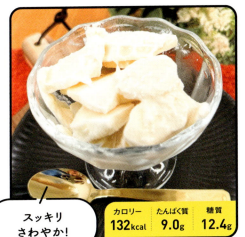

スッキリさわやか！

1人分

袋にプレーンヨーグルト200g、ラカント大4、牛乳大3を入れ、もみ混ぜる。空気を抜いて口を閉じ、平らにして冷凍庫で3時間以上冷やす。

 凍ったあと砕きやすいように、できるだけ平らにしてから冷凍庫に入れる。

カロリー	たんぱく質	糖質
132kcal	9.0g	12.4g

やる気TIPS プロテインは溶けにくいためよく混ぜて。専用のシェイカーを使うとラク。

PART 09 ヘルシースイーツ・ゼリー

No.479 低カロリーふるしゅわゼリー

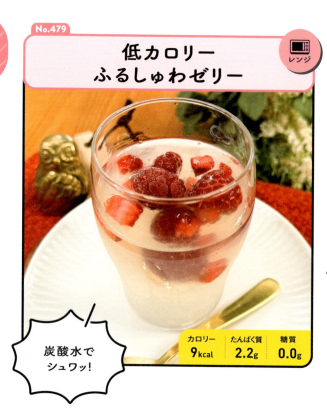

炭酸水でシュワッ!

カロリー	たんぱく質	糖質
9kcal	2.2g	0.0g

2人分

1. 大きめの容器に炭酸水(ゼロカロリーのもの)50㎖(常温)を入れ、ラップなしで30秒チン。
2. **1**にラカント大1、粉ゼラチン5gを加えてよく混ぜ、さらに炭酸水(ゼロカロリーのもの)450㎖(常温)を加え、泡立ちすぎないようにゆっくり混ぜる。
3. 器に注いで表面の泡を取り除き、冷蔵庫で3時間ほど冷やす。冷凍フルーツ適量をのせる。

POINT! 冷凍フルーツは好みのもので。炭酸水が冷えている場合は室温に戻してから使って。

No.480 ヘルシーコーヒーゼリー

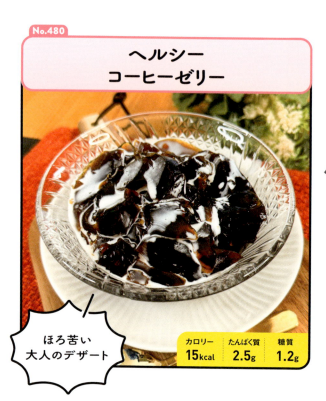

ほろ苦い大人のデザート

カロリー	たんぱく質	糖質
15kcal	2.5g	1.2g

2人分

容器にインスタントコーヒー2杯分、熱湯300㎖、ラカント大4、粉ゼラチン5gを入れてよく混ぜ、冷蔵庫で3時間ほど冷やす。好みで粗くくずして器に盛り、コーヒーフレッシュ適量をかける。

POINT! コーヒーフレッシュは低脂肪のものを選ぶとさらによし。

PART 09 ヘルシースイーツ・餅

No.481 ミルク餅 [レンジ]

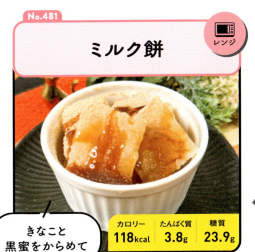

きなこと黒蜜をからめて

カロリー 118kcal / たんぱく質 3.8g / 糖質 23.9g

2人分

1. 耐熱ボウルに牛乳200mlを入れ、ラップをして1分半チン。
2. 1に片栗粉・ラカント各大5を少しずつ溶かし入れ、ラップなしで2分チン。まとまるまでよく混ぜる。
3. バットにラップを敷いて2を広げ入れ、冷蔵庫で3時間ほど冷やす。食べやすく切り、きなこ・黒蜜各適量をかける。

POINT! 2回目のレンジ加熱後、餅のような質感になるまでよく混ぜて。

No.482 豆乳きなこ餅 [レンジ]

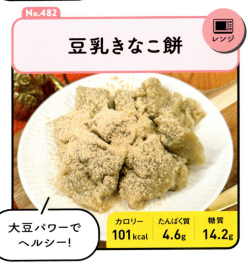

大豆パワーでヘルシー！

カロリー 101kcal / たんぱく質 4.6g / 糖質 14.2g

2人分

1. 耐熱ボウルに調製豆乳200mlを入れ、ラップをして1分半チン。
2. 1にラカント大5、片栗粉大3、きなこ大1を少しずつ溶かし入れ、ラップなしで2分チン。まとまるまでよく混ぜる。
3. バットにラップを敷いて2を広げ入れ、冷蔵庫で3時間ほど冷やす。食べやすく切り、きなこ適量をかける。

POINT! 豆乳に粉類を加えるときは、だまにならないよう少しずつ加えてよく混ぜる。

No.483 豆腐でわらび餅 [レンジ]

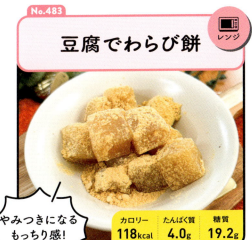

やみつきになるもっちり感！

カロリー 118kcal / たんぱく質 4.0g / 糖質 19.2g

2人分

1. 耐熱ボウルに絹ごし豆腐150g、ラカント大3を入れて混ぜ、ラップをして2分チン。
2. 片栗粉大5を加えて混ぜ、再びラップをして2分チン。とろみがつくまでよく混ぜる。
3. バットにラップを敷いて2を広げ入れ、冷蔵庫で3時間ほど冷やす。食べやすく切り、きなこ適量をかける。

POINT! 片栗粉を加えたあとは、だまにならないようにしっかり混ぜて。

やる気TIPS 大豆製品であるきなこは、大豆イソフラボンや食物繊維など栄養満点です。

PART 09 ヘルシースイーツ・その他

No.484 きなこクッキー

トースター

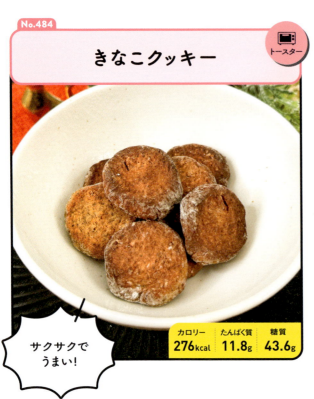

サクサクでうまい!

カロリー	たんぱく質	糖質
276kcal	11.8g	43.6g

作りやすい分量(8〜10枚分)

1. ボウルに小麦粉大6、きなこ・牛乳各大3、ラカント大2を入れて混ぜ合わせ、ひとまとめにする。

2. まな板に小麦粉適量をふり、1を置いて棒状に成形し、1cm幅に切る。

3. 天板に2を並べ、トースターで8分焼く。粉糖適量をふる。

POINT! まな板に打ち粉として小麦粉をふり、生地がくっつくのを防ぐ。

No.485 おからパウダーで抹茶蒸しパン

レンジ

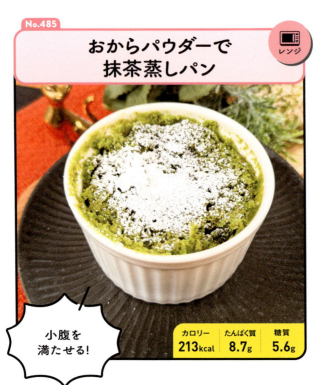

小腹を満たせる!

カロリー	たんぱく質	糖質
213kcal	8.7g	5.6g

1人分

A 牛乳大4、おからパウダー大3、ラカント大2、油大1、ベーキングパウダー・抹茶パウダー各小1

耐熱の器にAを入れて混ぜ合わせ、ラップをして2分チン。粉糖適量をふる。

POINT! 抹茶の香りがプラスされると満足感もアップ。

PART 09 ヘルシースイーツ・その他

No.486 オーバーナイトオーツ （レンジ）

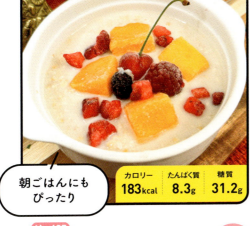

朝ごはんにもぴったり

カロリー 183kcal　たんぱく質 8.3g　糖質 31.2g

1人分

1. 耐熱ボウルにオートミール30g、牛乳100mℓ、ラカント大2を入れて混ぜ、ラップをして1分チン。
2. よく混ぜ、冷蔵庫で一晩冷やす。好みのフルーツ（または冷凍フルーツ）適量をのせる。

POINT! 冷蔵庫で一晩おくことで、オートミールがしっかりふやけて食べやすくなる。

No.487 スイートポテト （レンジ）

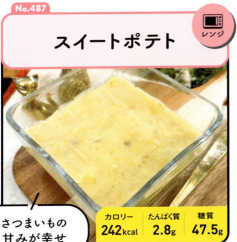

さつまいもの甘みが幸せ

カロリー 242kcal　たんぱく質 2.8g　糖質 47.5g

2人分

1. 耐熱ボウルにさつまいも300g（皮をむいて乱切り）、牛乳大5を入れ、ラップをして9分チン。
2. ラカント大3、バター10gを加え、さつまいもをつぶしながら混ぜる。
3. 器にラップを敷いて2を入れ、表面をならして冷蔵庫で3時間ほど冷やす。

POINT! さつまいもは粗めにつぶしてもOK。食べるときは一口大に切ってどうぞ。

No.488 さつまいもチップス （レンジ）

パリパリ手が止まらない

カロリー 173kcal　たんぱく質 1.2g　糖質 38.3g

1人分

1. 耐熱皿にクッキングシートを敷き、さつまいも100g（2mm幅の薄切り）を重ならないように並べ、ラップなしで4分チン。
2. 容器にみりん・ラカント各大1、醤油小1/2を入れて混ぜ合わせ、ラップなしで1分チン。1をつけながら食べる。

POINT! レンジ加熱後、やわらかいさつまいもがある場合は追加で加熱。

やる気TIPS
おからパウダーは食物繊維たっぷり。便秘解消に役立つダイエット食材です。

小腹がすいたときに！軽めの夜食

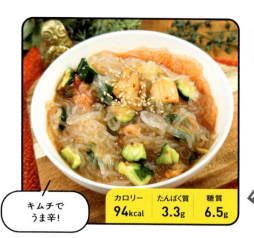

No.489
キムチ春雨風白滝

1人分

A 醤油・酢各大1、ラカント大½、ごま油・コチュジャン各小1

きゅうり½本(小さめの乱切り)、白滝200g(食べやすく切る)、キムチ30g、**A**を混ぜ合わせ、白ごま適量をふる。

キムチでうま辛！

カロリー	たんぱく質	糖質
94kcal	3.3g	6.5g

POINT! 具材は調理バサミで切るとラク。調味料は合わせてから加えるとなじみやすい。

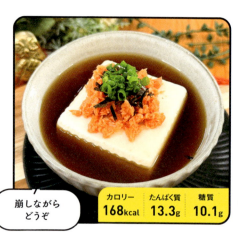

No.490
豆腐で鮭茶漬け風　[レンジ]

1人分

1. 容器に熱湯150ml、麺つゆ大3、醤油大1を入れて混ぜ合わせる。
2. 絹ごし豆腐150gを加え、ラップをして1分チン。鮭フレーク(市販)大1、刻みのり・刻みねぎ各適量をのせる。

崩しながらどうぞ

カロリー	たんぱく質	糖質
168kcal	13.3g	10.1g

POINT! 鮭フレークのほどよい塩気で手軽に満足感を得られる。

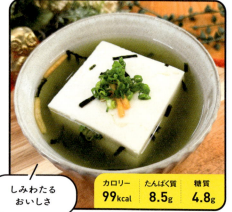

No.491
湯豆腐茶漬け　[レンジ]

1人分

容器にお茶漬けの素1袋、熱湯150mlを入れて混ぜ、絹ごし豆腐150gを加えてラップなしで1分チン。刻みねぎ適量をのせる。

しみわたるおいしさ

カロリー	たんぱく質	糖質
99kcal	8.5g	4.8g

POINT! 好みの味のお茶漬けの素で簡単に。豆腐を崩しながらスープと一緒に食べて。

column 6

夜遅くにガッツリ食べるのは危険……。
ヘルシーだけど、しっかりお腹を満たせる一品を紹介します。

No.492 卵豆腐雑炊 🍲鍋

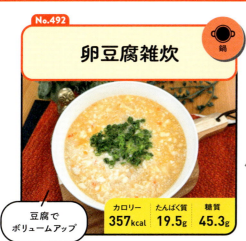

豆腐でボリュームアップ

カロリー **357**kcal / たんぱく質 **19.5**g / 糖質 **45.3**g

1人分

1. 鍋にご飯100g、絹ごし豆腐150g、水200㎖、麺つゆ大3、醤油大1を入れて混ぜ、火にかける。
2. ひと煮立ちしたら溶き卵1個分を回し入れ、ほどよくかたまるまで加熱。刻みねぎ適量をのせる。

POINT! 卵は余熱でも火が通るので、早めに火を止めてふわふわに仕上げるのがおすすめ。

No.493 ヘルシーリゾット 📱レンジ

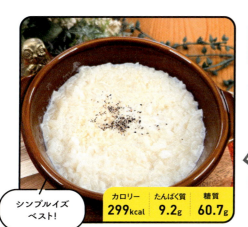

シンプルイズベスト！

カロリー **299**kcal / たんぱく質 **9.2**g / 糖質 **60.7**g

1人分

容器にご飯150g、牛乳100㎖、顆粒コンソメ大½を入れて混ぜ、ラップをして2分チン。粉チーズ大½、黒こしょう適量をかける。

POINT! 水分を吸ってふくらむのでご飯の量は控えめに。粉チーズでコクをアップ。

No.494 チキン中華がゆ 📱レンジ

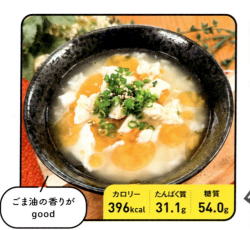

ごま油の香りがgood

カロリー **396**kcal / たんぱく質 **31.1**g / 糖質 **54.0**g

1人分

1. 容器にご飯150g、水200㎖、鶏ガラの素大1を入れて混ぜ、ラップをして2分チン。
2. サラダチキン(市販)1パック(ほぐす)を加え、ごま油小½を回しかける。白ごま・刻みねぎ各適量をかける。

POINT! サラダチキンで手軽にかさ増ししながら、ヘルシーな仕上がりに。

小腹がすいたときに！軽めの夜食

column 6

No.495 ピリ辛もやしあんかけ豆腐 【レンジ】

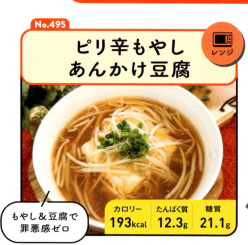

もやし＆豆腐で罪悪感ゼロ

カロリー 193kcal ／ たんぱく質 12.3g ／ 糖質 21.1g

1人分

A 水200㎖、麺つゆ大3、鶏ガラの素・コチュジャン各大½、おろしにんにく小½

1. 容器に **A** を入れて混ぜ合わせる。**絹ごし豆腐150g、もやし½袋100g**を加え、ラップをして3分チン。
2. **水溶き片栗粉（片栗粉・水各大1）**を回しかけ、再びラップをして30秒チン。混ぜてとろみをつける。**刻みねぎ適量**をのせる。

POINT! スープに豆腐をしっかり沈め、もやしは全体に広げ入れる。

No.496 せん切りキャベツでペペロンチーノ 【フライパン】

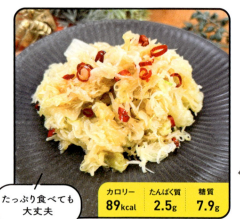

たっぷり食べても大丈夫

カロリー 89kcal ／ たんぱく質 2.5g ／ 糖質 7.9g

1人分

フライパンにオリーブ油小1を熱し、**せん切りキャベツ（市販）1袋150g、赤唐辛子（輪切り）大1、顆粒コンソメ大½、おろしにんにく小½**を入れ、サッと炒める。

POINT! キャベツがしんなりすればOK。仕上げに黒こしょうをふるのもおすすめ。

No.497 レンジでニラたまスープ 【レンジ】

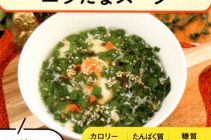

ラー油でピリ辛に！

カロリー 95kcal ／ たんぱく質 7.6g ／ 糖質 0.5g

1人分

1. 容器に**水200㎖、鶏ガラの素大1**を入れて混ぜ合わせ、**ニラ¼束（刻む）**を加える。
2. ラップをして2分チンし、**溶き卵1個分**を加えて再び1分チン。**白ごま・ラー油各適量**をかける。

POINT! 溶き卵はほぐしすぎず、白身の形を少し残すと食べごたえアップ。

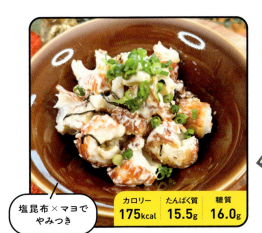

塩昆布×マヨで やみつき

カロリー	たんぱく質	糖質
175kcal	15.5g	16.0g

No.498
ちくわと塩昆布の ごまマヨあえ

1人分

ちくわ2本(食べやすくちぎる)、塩昆布大2、マヨ大1、白ごま小½を混ぜ合わせる。刻みねぎ適量をかける。

POINT! ちくわを使うことで加熱せずにたんぱく質を摂取できる。

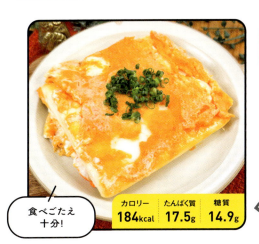

食べごたえ 十分!

カロリー	たんぱく質	糖質
184kcal	17.5g	14.9g

No.499
はんぺんと卵の ふわふわ焼き

フライパン

1人分

1. フライパンに卵1個、麺つゆ大1を入れて混ぜ合わせる。
2. はんぺん1枚を加え、ときどき上下を返してからめながら弱〜中火で焼く。刻みねぎ適量をかける。

POINT! フライパンで卵液を混ぜ合わせれば、ボウルを使わず、洗い物を減らせる。

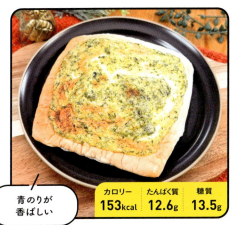

青のりが 香ばしい

カロリー	たんぱく質	糖質
153kcal	12.6g	13.5g

No.500
はんぺんの 磯辺マヨ焼き

トースター

1人分

1. マヨ大1、粉チーズ小1、青のり小½を混ぜ、はんぺん1枚に塗り広げる。
2. 天板に1を並べ、トースターで5分焼く。

POINT! トースターでこんがり焼くことで、満足感アップ。

まるみキッチン

「誰でも簡単につくれる」をモットーにした料理をSNSに投稿する料理家。身近な材料で手間を省いた、アイデアに富む実用的なレシピは若い世代からファミリー層まで支持されている。『やる気1％ごはん テキトーでも美味しくつくれる悶絶レシピ500』『弁当にも使えるやる気1％ごはん作りおきソッコー常備菜500』（小社刊）の著書2作が、2年連続で「料理レシピ本大賞」大賞受賞。

X & Instagram & TikTok
@marumi_kitchen

YouTube
まるみキッチン【簡単レシピ】

やる気1%(いっぱーせんと) やせごはん
食べても勝手(かって)にやせる低カロリー(てい)満腹(まんぷく)レシピ500

2025年1月14日　初版発行
2025年3月25日　3版発行

著者　　まるみキッチン
発行者　山下 直久
発行　　株式会社KADOKAWA
　　　　〒102-8177　東京都千代田区富士見2-13-3
　　　　電話0570-002-301(ナビダイヤル)
印刷所　TOPPANクロレ株式会社
製本所　TOPPANクロレ株式会社

本書の無断複製(コピー、スキャン、デジタル化等)並びに
無断複製物の譲渡および配信は、著作権法上での例外を除き禁じられています。
また、本書を代行業者等の第三者に依頼して複製する行為は、
たとえ個人や家庭内での利用であっても一切認められておりません。

●お問い合わせ
https://www.kadokawa.co.jp/(「お問い合わせ」へお進みください)
※内容によっては、お答えできない場合があります。
※サポートは日本国内のみとさせていただきます。
※Japanese text only

定価はカバーに表示してあります。
©Marumikitchen 2025 Printed in Japan
ISBN978-4-04-684113-1　C0077

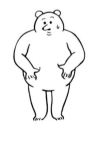
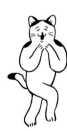